항생제 중독

내 아이의 안전한 밥상을 위한 긴급진단

항생제 중독

고와카 준이치 외 지음 | 생협 전국연합회 옮김
황상익 서울대의대 교수·박상표 수의사 감수

시금치

추천의 글

　세계보건기구WHO가 〈감염병 시대 다시 오다 — 우리 모두 관심을 우리 모두 대응책을〉이라는 표어를 내걸고 모든 나라와 의료인들이 감염병에 진지한 관심을 기울일 것을 촉구한 지도 벌써 8년이 되었다. 그 사이 세계보건기구의 경고에 부응하듯 얼마 전에는 새로운 바이러스병인 사스 중증 급성 호흡기증후군 가 인류를 공포의 도가니로 몰아넣었다. 사스는 발생초인 2002년 11월부터 2003년 7월까지 세계적으로 8000여명의 환자와 800명 남짓 되는 사망자를 낳았다. 한 사람의 생명일지라도 세상 무엇보다 소중하다는 점에서 작지 않은 희생이지만, 인류가 겪어온 수많은 감염병 피해들에 비해서는 사실 아무 것도 아니었다. 사스의 피해가 상대적으로 작았던 것 자체는 기뻐해야 할 일이지만, 그렇기 때문에 감염병에 대한 경각심이 오히려 줄어들었다면 길게 보아 손실이 될지도 모른다.

　감염병은 인류가 탄생하고서부터, 특히 문명을 이룬 이래 인류를 괴롭혀 왔다. 그런데도 인류는 100여 년 전까지만 하더라도 감염병의 정체를 제대로 알지 못한 채 감염병에 걸려 고생하고 죽는 것을 거의 운명처럼 감수해 왔다. 그러던 것이 19세기 후반 루이 파스퇴르와 로베르트 코흐 등에 의해 감염병 가운데 많은 것이 병원성 세균에 의해 생긴다는 것이 확인되고 20세기 들어서는 세균 외에 바이러스와 곰팡이와 리케챠 등도 감염병의 원인이라는 사실이 밝혀지면서 인류는 감염병

퇴치에 자신을 가지게 되었다.

특히 이러한 '미생물 병원설病原說'이 확립된 1880년대 이래 여러 가지 항독소와 예방백신이 개발되고 1940년대부터는 페니실린과 스트렙토마이신 등 각종 감염병에 대해 특효를 나타내는 여러 항생제가 생산되면서 감염병은 그리 어렵지 않게 정복될 것으로 낙관하였다. 그리고 실제로 1970년대에 두창이 완전히 정복되는 등 많은 감염병이 위세를 잃게 되었다.

그러나 최근 들어 그러한 성과와 '때이른' 낙관을 뒤엎는 사태가 벌어졌다. 1970년대 후반 이래 에이즈, C형 간염, 에볼라 출혈열 등 독성이 강하고 대체로 바이러스에 의한 30여 종의 감염병이 새로 발견된 것이다. 그리고 이들 감염병 대부분에 대해 아직 뚜렷한 치료법을 찾지 못하고 있으며 예방백신 또한 개발하지 못하고 있는 형편이다.

더욱 당황스러운 일은 항생제에 대해 내성을 갖춘 새로운 세균주들이 더욱 무서운 모습으로 나타나고 있는 점이다. 대표적인 것이 1993년 방글라데시에서 발생한 새로운 콜레라 〈O-139〉와 유럽과 일본 열도에 휘몰아쳤던 병원성 대장균 〈O-157식중독 사건〉이다.

에이즈와 같이 바이러스에 의한 감염병에 대해서는 대체로 특효치료법이 개발되지 않았지만, 세균성 질병에 대해서는 항생제라는 좋은 치료약을 60여 년 전부터 개발해 왔고 또 효과도 상당히 보아온 터라 맹독성 내성균이 나타난 것은 더욱 두려운 일이었다. 항생제가 듣지 않는 내성균이 나타나 인류를 새롭게 위협하게 된 데에는 무엇보다도 인간들의 잘못이 크다. 인간은 항생제를 개발할 만큼 지혜롭기도 하지만, 반면에 그것을 오용·남용함으로써 더욱 무서운 병원체를 만들어낼 만큼 어리석기도 한 것이다.

나는 질병과 의학의 역사를 공부하면서 항생제의 오남용이 가져올 피해에 대해 나름대로 지적과 경고를 해왔지만, 의학적인 오남용에 대한 것에 머물렀다. 물론 축산업·양식업·농업 분야에서도 항생제를 과용·오용·남용한다는 사실을 조금은 알고 있었다. 그러나 그것은 의학적인 것에 비해 부차적일 뿐이라고 잘못 알고 있었지 이 책에서 지적하는 정도일 줄은 몰랐다.

더욱 놀라운 것은 우리나라의 항생제 사용 실태가 거의 밝혀지지 않고 있다는 점이다. 이 책이 증언하듯 축산업과 양식업의 경우 항생제 사용량이 우리나라가 일본보다 오히려 많은 것을 볼 때 의료와 농업까지 포함한 전체 항생제 사용량도 우리가 많으리라고 유추하는 것이 논리적이다. 게다가 일본의 인구가 우리의 2배 반이라는 사실까지 생각한다면, 우리가 얼마나 항생제의 과용·오용·남용에 노출되어 있는지를 충분히 짐작할 수 있다.

이러한 실정임에도 정부가 아직도 항생제 오남용에 대해 적절하고 종합적인 대책을 세우기는커녕 이 핑계 저 핑계를 대며 관련 자료조차 공개하지 않는 모습을 볼 때 분노를 느끼게 된다.

시민들이 나서야 한다. 이 심각한 문제를 사회의 중요한 의제로 부각시키고 정부에 대해 자료 공개와 대책 마련을 촉구하여야 한다.

항생제 오남용은 우리 어른들의 건강도 위협하지만, 앞으로 우리 사회와 세계의 주인공이 될 어린이들의 생명과 건강을 더욱 위협하는 시급하면서도 장기적인 문제이다. 이 문제의 해결에 나서는 것은 시민으로서의 권리이자 부모로서의 의무이다. 이 책이 단순한 읽을거리를 넘어 사회적 실천의 지침이 되기를 바라는 마음이다.

황상익_서울대 의대 교수

머리말

항생제 내성균이 병원 안팎에서 아이들을 공격하기 시작했습니다.

대다수 사람들은 병원에서의 내성균 감염을 우려하고 있지만, 내성균은 이제 병원에서만 나타나지 않습니다. 어떤 항생제도 효과가 없어 다수의 사망자를 만들어내는 반코마이신 내성 장구균 VRE는 유럽의 양계장과 양돈장에서 동물 사료에 항생제를 넣으면서 처음 발생해 대부분의 EU 국가들은 가축사료에 항생제 첨가를 금지하고 있습니다. 일본도 사료첨가물 규제를 강화하고 있지만 큰 허점이 있어 실제로 항생제 사용이 줄어들기는 어려워 보입니다.

이 책은 이러한 내성균 문제의 심각성을 알리기 위해 출간되었습니다. 위험한 내성균이 만들어지는 곳이지만 엄격한 감시도 없이 은밀히 항생제를 사용하는 먹거리 생산현장의 실상은 과히 충격적이었습니다.

1부 에서는 채소와 과일, 벼농사, 쇠고기, 우유, 돼지고기, 닭고기, 달걀, 양식업 등에서 쓰이는 연간 1200톤의 항생제의 행방을 추적했습니다. 또 안전한 먹거리에 대해 구체적으로 소개하고 있는데, 살아 있는 발효식품에 대한 조명이 바로 그것입니다.

가공식품이 주종이 되는 '음식의 근대화'는 날 음식을, 그 중에서도 특히 발효 음식의 쇠퇴를 가장 먼저 불러 왔습니다. 발효음식의 탁월한 맛과 가치를 새롭게 밝힌 이 책이 여러분들의 식생활에 꼭 필요한 지침서가 되리라 기대합니다.

2부에서는 내성균의 역사를 소개합니다. 병원 밖의 우리가 살고 있는 환경에서 번지기 시작하여 아이들을 위협하는 신형 내성균을 중심으로 감염 증세와 경로를 정리했습니다. 조금 생소한 용어들도 나오지만 읽다 보면 세균이 얼마나 방심할 수 없는 존재인지를 실감하게 됩니다. 전문 의료인이 아닌 일반 독자들이 세균에 대한 기초지식을 얻을 수 있도록 항생제의 역사도 함께 수록했습니다.

3부는 내성균에 대처해야 하는 환자와 병에 걸리지 않았더라도 아이를 둔 부모들이 알아둬야 할 예방법에 대한 현직 의사의 글입니다. 내성균을 보유했다면 중병에 걸리지 않았더라도 사소한 질병으로 우리 생명이 위독해질 수 있습니다. 평소에 신중한 항생제 사용이 얼마나 중요한가에 대해 잘 낫지 않는 아이들의 질병을 중심으로 설명하고 있습니다. 항생제가 정말로 필요한지 스스로 판단해야 할 때, 검사 결과를 가지고 의사와 상담할 때, 이 책을 참고하시기 바랍니다.

심각한 내성균으로부터 우리 자신과 가족의 건강을 지킬 수 있는 지혜를 담으려고 노력한 이 책을 부디 잘 읽어 보시고 더욱 더 안전한 삶을 사시길 바랍니다.

고와카 준이치 小若順一

차례

추천의 글 _ 4   머리말 _ 8

1부 항생제로 차리는 밥상 _{고와카 준이치}

연간 1200톤의 행방 _ 15
농작물 논밭에서 퍼지는 내성균 _ 27
소 사료의 비밀 _ 39
우유 젖소의 슬픈 생애 _ 46
돼지 항생제투성이 돼지 _ 53   양돈 현장을 가다 _ 62
닭 만원버스 브로일러산업 _ 68   성장촉진제라는 미신 _ 78
달걀 커지는 달걀의 위험 _ 82
양식어 항생제를 먹는 물고기 _ 88
살아 있는 발효식품으로 건강을 지키자 _ 97

2부 마법이 풀리다 _{미야지마 히데키}

병원 담을 넘어 생활공간에 나타난 내성균 _ 111
칼럼 보육원과 유치원 MRSA 실태조사 _ 126
세균과 인류의 오래된 이야기 : 마법의 탄환 항생제 _ 128
마법이 풀리다 : 내성균의 출현 _ 140

3부 효과적인 항생제 복용법 테라사와 마사히코

아이들의 병이 낫지 않는다 _ 167
   [Q&A] 선생님! 어떻게 하면 좋죠? _ 180
    ① 감기, 인플루엔자, 열 _ 180
    ② 아이들의 세균감염증, 설사 _ 192
    ③ 아이들의 귀와 코의 병 _ 198
    ④ 아이들의 피부감염증과 내성균 _ 205
    ⑤ 폐렴과 백신 _ 209
    ⑥ 내성균의 감염과 예방 _ 213
    ⑦ 올바른 항생제의 사용법 _ 221
의사와 환자가 생각해 볼 문제들 _ 227

부록
내성균을 예방하는 가장 좋은 습관 : 손 씻기 _ 230
용어사전 _ 232
인터뷰 - 축산업자에게 듣는 국내 축산업의 오늘 _ 237

책을 옮기며 _ 244

항생제로 차리는 밥상

고와카 준이치

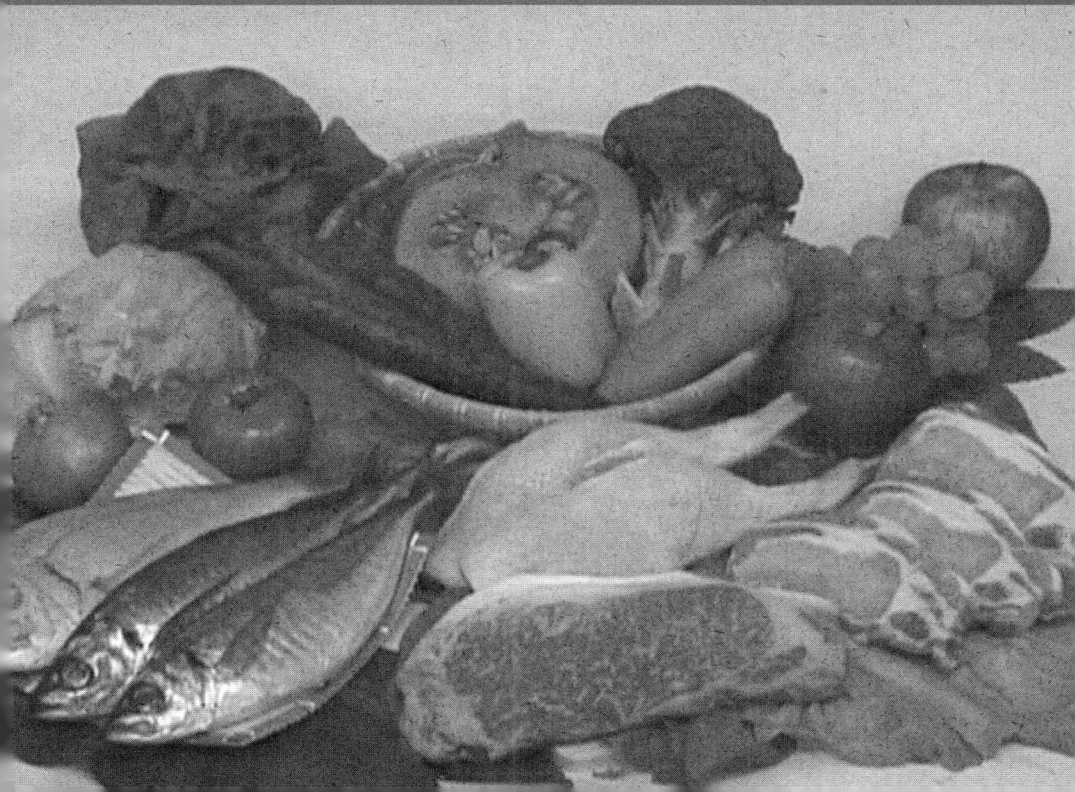

코와카 준이치 小若順一

〈식품과 생활의 안전기금〉 사무국장. 1950년 출생. 수입 농산물에 사용되는 포스트 하비스트(수확 후) 농약의 위험성을 밝혀내 국제적인 인물로 부상했다. 일본 소비자, 환경 분야의 대표적인 인물로, 2004년 국내에도 출간된 『먹지마 위험해』 등을 비롯한 활발한 저술활동을 펼치며 2001년부터 식품산업에 사용되는 항생제 문제에 전념하고 있다.

연간 1200톤의 행방
육류, 어류, 농작물에 사용하는 항생제

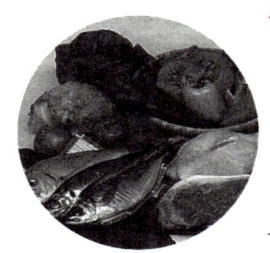

충격적인 먹거리 생산현장

항생제와 내성균은 어떤 관계일까?
항생제 투여에도 불구하고 끝내 살아남는 균을 우리는 내성균이라 부른다. 내성균은 처음부터 다수는 아니었지만 항생제가 투여되어 대다수 균이 사라지면, 살아남은 이 소수의 균은 먹이를 독점하여 급속히 늘어난다. 조건만 맞는다면 하룻밤에 1개가 1억 개로 늘어나 더 이상 항생제를 두려워하지 않고 보균자를 위험에 빠뜨린다.

이처럼 무서운 내성균이 어떻게 나타나 인류의 위협이 되었는가는 이 책의 2부에서 상세하게 다룰 것이다.

내성균은 계속 늘어나고 있으며 미국, 일본 등에서 연간 수만 명의 인명 피해를 내고 있어 더 이상 대책을 미룰 수 없다. 현재 대부분의 국가는 병원에서 감염되는 '병원내 감염'에 중점을 두고 내성균 대책을 세우고 있지만, 항생제를 사용하는 곳은 병원만이 아니다. 먼저 어디에 얼마나 항생제를 사용하고 있는지를 면밀히 파악하여 대량으로 사용되고 있는 분야부터 시급히 대책을 세워야 한다.

내가 일하고 있는 NGO인 〈식품과 생활의 안전기금〉이하 안전기금은 일본의 항생제 사용실태를 처음으로 밝히는 데에 성공했는데 결과는 매우 충격적이었다.

항생제를 많이 쓰는 곳은 어디인가

안전기금은 '항생제가 듣지 않는 내성균으로부터 아이들을 지키는 조사와 활동'을 벌이기 위해 도요타재단으로부터 200만 엔 한화 약 2000만원을 지원받아 2002년 4월부터 조사를 시작했다.

이 활동에는 항생제 내성균 연구의 세계적인 권위자인 준텐도 대학의 히라마츠 게이치 교수와, 내성균 문제의 심각성을 견지하며 항생제 사용을 가능한 줄여 진료하는 테라사와 마사히코 의사, 홍보와 행정을 맡은 필자, 이렇게 세 사람이 분야별로 책임을 맡고 안전기금 실무자들이 함께 참여했다.

나는 활동에 관한 대중용 홍보 자료를 제작하기 위해 히라마츠 교수에게 항생제가 어디에서 얼마나 사용되는지를 물었는데, 그는 미국이나 EU의 수치는 있지만 일본 통계는 본 적이 없다고 했다. 일본 최고 전문가가 모르니 일본에서는 아무도 아는 사람이 없다고 해도 무방했다. 처음에는 무작정이라도 농업, 축산, 어업에서의 항생제 남용을 막아야 한다고 사람들에게 호소하고 싶었지만, 각 분야 사용량을 밝혀내지 않고서는 큰 설득력이 없을 것으로 보였다. 결국 각

분야에서 어떻게 항생제를 사용하는지 우리가 직접 조사할 수밖에 없었다.

축산업의 허점을 파고든 항생제

나는 일찍부터 관심을 가졌던 축산 분야를 먼저 조사하기로 했다.

1970년대에 축산용 항생제가 일본에서도 큰 사회문제로 된 바 있다. 1969년 발표된 〈스완 보고서〉 Swan Report. 영국 학자 스완이 가축에 쓰는 성장촉진용 항생제로 인해 고기를 먹는 사람들도 항생제 치료가 어렵게 될 것이라고 경고한 보고서 때문이었다. 항생제 내성균의 내성유전자는 다른 균에도 간단히 전파된다는 내용이 담긴 이 보고서는 축산 분야의 내성균 문제를 언급한 세계 최초의 보고서였으며 많은 사람들을 놀라게 했다. 보고서는 성장촉진용 항생제 사용을 중단하라고 권고하였고 그 소식은 일본에도 전해졌다. 당시 일본의 〈사료 관련법〉은 모래나 작은 돌 등의 이물질 혼합비율을 감독하는 수준이어서 일본 농림성도 법 개정 준비를 시작해 1976년부터 사료첨가물 규제 법안이 실시되었다.

그런데 그 후 통계에 따르면 니트로퓨란 계열 항균제는 1976년에 1752톤이 사용되어 오히려 60퍼센트나 증가한 것으로 나타났다. 또 항생제의 사용도 더욱 급격히 증가하여 그로부터 1979년까지 3년 동안 4배 이상 증가하였다. 가축사육방식을 바꾸지 않으면 항생제 사용은 결코 줄지 않을 것이라는 환경전문가들의 의견을 무시하고 법 개정을 진행한 결과였다.

정부도 이렇게 놀라운 통계수치를 공표할 수는 없었는지, 그 이후부터 겉으로 드러나 보이는 항생제의 사용 수치는 증가되지 않고 오히려 줄어들기 시작했다. 사용량이 늘어도 이를 숨기기에 급급했던 정부 덕분에 결국 항생제 규제는 허점투성인 채로 오늘에 이르렀다.

사람에게 항생제를 사용하는 목적은 병의 치료와 수술 시의 다른 감염을 예방하기 위한 것이지만 가축에게 쓰는 항생제의 쓰임새는 조금 다르다. 빨리 살찌우는 것이 최우선이고 그 다음이 병의 예방과 치료이다. 그런데 정말로 비육촉진과 질병예방 효과가 있는지는 의심스럽다. 히라마츠 교수는 "이미 가축의 위와 장 속은 내성균투성이라서 항생제를 처음 사용했을 때와 같은 비육촉진, 질병예방, 치료 등의 효과는 없다"고 잘라 말한다.

현재, 성장촉진을 목적으로 사용하는 항생제는 사료첨가물로 구분해 규제하기 때문에 동물치료용 의약품 목적으로는 사용할 수 없으며, 동물 치료용 항생제도 사료첨가물로 사용할 수 없다. 그러나 실제로는 성장촉진용 항생제를 동물용 의약품으로 악용할 수 있는 허점이 많다. 또 수의사의 처방전이나 지시서가 있으면 항생제는 얼마든지 쓸 수 있어, 치료와 예방을 위해 미리 받아둔 수의사 처방전을 실제로는 성장촉진용으로 쓴다. 일반인들에게 눈에 띄기 쉬운 사료첨가물은 상대적으로 엄격하게 규제하고 있었지만, 전문인이 주로 다루는 동물치료용 의약품은 부정한 방법으로 얼마든지 사용할 수 있다.

일본 정부는 사료회사가 사료에 섞어 파는 사료첨가물 항생제에 관해 다루는〈사료안전법〉과 수의사 처방에 따른 동물 치료용 항생제를 다루는〈약사법〉이라는 두 가지의 법률로 분리해 규제하며, 매년 통계자료를 발표하고 있지만 이해하기 힘든 실제로는 이해하기 힘든 애매한 수치다. 원약, 분제, 산제, 액제, 유제, 에어졸 등으로 나누어 비교적 자세하게 생산량을 집계했다지만 가장 중요한 항생제의 총량이 불분명하기 때문이다. 항생제는 그 사용목적에 따라 희석비율과 방법이 전혀 다르다.

숨겨진 항생제의 전모

축산업에서 사용하는 성장촉진용 항생제는 가능한 엷게 희석해서 사용된다. 병원에서 사람을 치료하는 데에 쓰는 항생제 양에 비해 훨씬 희석률이 높으므로 성장촉진항생제 수치를 그대로 사람과 동물에 쓰이는 의약품과 비교하는 것은 불가능하다.

조사과정에서 우리는 농업당국인 농림수산성 農林水産省과 보건당국인 후생노동성 厚生勞動省의 항생제 분류 기준이 서로 다르다는 것을 알게 되었다. 인체용 의약품을 규정과 달리 동물에게도 얼마든지 사용할 수 있는 허점이 있었고 실제로도 그랬다. 또 수의사가 인체용 항생제를 동물에게 쓰더라도 통계에는 인체용에 포함되고 있다. 물론 동물용 의약품을 사람에게 사용할 수는 없다.

일단 농림수산성을 상대로 자료를 끈질기게 요구했다. 그래서 얻어낸 자료에 따르면 2002년 한해 동안 사용된 항생제 총량은 동물용 의약품이 727톤, 사료첨가물이 175톤, 수산용 의약품이 182톤, 애완동물용 의약품이 1톤이었다.

다음은 후생노동성 차례였다. 그런데 기가 막히는 사실이 있었다. 만날 때마다 공식발표 이상의 자료는 없다며 완강히 버티던 후생노동성의 공무원들은 우리가 요구하던 작업을 이미 1년 전에 끝내고 보고서로 정리해서 가지고 있었던 것이다. 정부가 자료를 숨기고 있는 한 내성균에 대한 대책은 물론 정확한 실태파악도 불가능하다.

이 후생노동성 자료를 입수해 보니, 후생노동성의 공식 발표 통계로는 도무지 알 수 없던 항생제의 순 사용량은 가축은 물론 인체용 항생제에 이르기까지 이미 조사되어 있었다. 일본에서 인체용 의약품으로 사용되는 항생제는 517톤이었다.

의사인 테라사와 씨에게 물었더니 외래 환자에게 내주고 있는 항생제가 병원내부에서 사용하는 항생제보다 훨씬 많아서 원내 항생제 사용량이 약 100톤이라면 외래환자에게 내주는 항생제는 약 400톤으로 보면 된다는 것이었다. 집중적인 비판을 받고 있는 원내 감염의 실체는 100톤 정도였으며, 병원에서 받아와 자택에서 먹는 항생제나 축산에 사용하는 항생제, 양식어에 사용하는 항생제는 지금껏 우려했던 원내 사용량을 훨씬 웃도는 많은 양이었다.

또 채소, 과일, 쌀, 꽃 등에 사용하는 항생제의 경우, 농약 사용량 통계에서 항생제를 추려내 본 결과 91톤의 항생제가 농약의 용도로 사용됐다. 따라서 일본 전체 항생제 사용량은 1천 693톤이다.

그러나 이와 같은 구체적 수치에 얽매여 봐야 큰 의미는 없다. 왜냐하면 이들은 과거의 항생제 분류방식에 따른 수치라는 점과 정부 부처별 항생제 분류방식의 차이와 본래 용도와 달리 동물에 사용하는 불법행위 등을 전혀 고려하지 않은 통계였기 때문이다.

항생제는 본래 미생물에서 추출한 천연 항균제였다. 그런데 대량 생산 시기로 들어서면서 점차 합성으로 생산되기 시작하였다. 천연 항생제에 천연물질을 더해도 정확히 말하면 합성이다. 두 가지 물질을 인공적으로 섞는 것은 합성으로 봐야 하기 때문이다. 따라서 새로운 방식을 통해 새로운 형태로 제조된 항생제를 과거의 분류법으로 통계를 낸 수치는 의미 없는 숫자에 불과하다. 물론 히라마츠 교수에 의하면 엄밀하게 따져서 구별이 안 된다고 무조건 항생제로 부르는 것도 위험한 일이라고 한다.

이밖에도 통계가 엄밀하다고 믿을 수 없는 또 다른 이유에는 동물용 의약품을 수산업에 사용하는 관행 등이 있었다.

한국과 일본의 항생제 사용현황 한국2004/일본2002

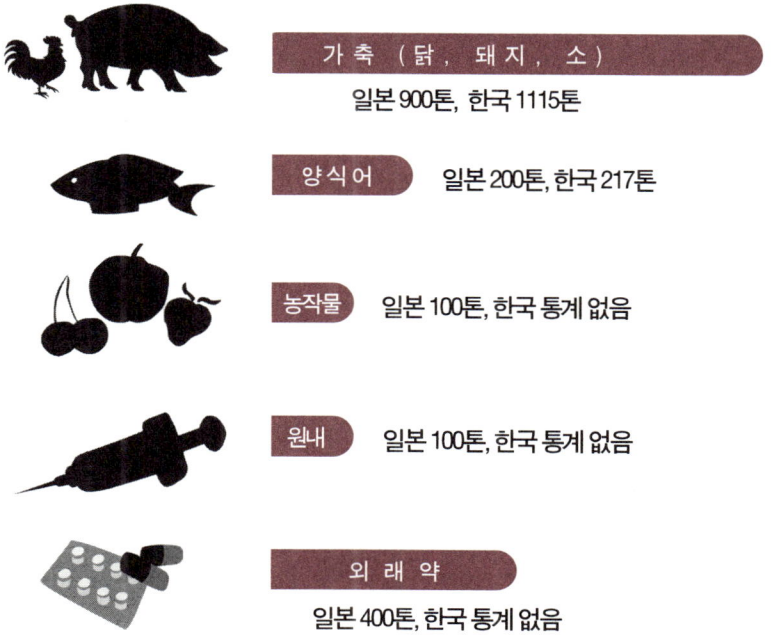

가축 (닭, 돼지, 소)
일본 900톤, 한국 1115톤

양식어   일본 200톤, 한국 217톤

농작물   일본 100톤, 한국 통계 없음

원내   일본 100톤, 한국 통계 없음

외 래 약
일본 400톤, 한국 통계 없음

이러한 실정을 감안하여 결국 연간 항생제 사용량을 비교해 보니, 입원환자 등에 쓰인 원내 사용량이 100톤, 외래환자가 집에서 먹는 항생제가 400톤, 닭·돼지·소 등의 축산업에서 900톤이, 그리고 양식어에 200톤, 채소·과일·벼에 100톤의 항생제가 사용되었다.

이것이 일본에서 사용하는 항생제의 전모이다.

병원에서 항생제가 100톤이나 쓰이고 있었지만 그 4배에 달하는 항생제가 가정에서 복용되고, 가축에는 병원 사용량의 9배가, 양식업에도 2배나 되는 항생제가 사용되고 있다. 또 병원에서 쓰는 양만큼 농작물에 농약으로 사용되고 있다.

당연히 이러한 항생제의 사용 실태가 알려진다면 사회적 문제로 떠오를 것이다. 이를 두려워하여 정부는 수치를 숨길 수밖에 없었던 모양이다. 정부가 사용을 규제하면 자연히 손해가 생기는 제약회사들도 실정을 감추기에 급급했다. 내성균 연구자들 역시 대부분 제약회사에서 연구비를 받고 있으므로 그들에게 타격을 줄 수는 없었을 것이다.

병원보다 더욱 엄청난 양을 사용하는 분야는 덮어둔 채 정부는 병원내 감염 대책만 말하고 있었던 것이다.

>>> 한국, 축수산업에서만 1332톤

2005년 2월 23일 서울YMCA 강당에서 농어촌사회연구소가 주최한 항생제 오남용 토론회에 참가한 전문가들은 한결같이 국내 항생제 오남용 문제가 심각하다고 밝혔다.

국립수의과학검역원에 따르면 우리나라의 축산업과 수산업에서 사용되는 항생제는 2004년의 경우 1300여 톤으로 인구 규모가 큰 일본보다 훨씬 많은 양이 국내에서 판매되었다.

우리나라에서는 동물의 성장촉진을 위해 사료에 섞어 쓰는 용도가 가장 많았으며 전체 사용량의 50퍼센트 가까이 된다. 수의사에 의해 동물병원 등에서 치료용도

한국 축산업과 수산업 항생제 사용총량 국립수의과학검역원

2001년	2002년	2003년	2004년
1595톤	1541톤	1439톤	1332톤

한국 축수산업의 항생제 용도별 비율 2001~2004 국립수의과학검역원

자가치료 및 예방용	배합사료 첨가물 항생제	수의사 처방용 항생제
50퍼센트	42~56퍼센트	6~7퍼센트

는 7퍼센트에 불과하고 나머지 50퍼센트에 육박하는 양이 농가에서 질병을 예방하려는 목적이나 자가 치료용으로 사용되고 있다. 그러나 병원에서 사용되는 치료용 항생제와 농작물에 쓰이는 항생제의 사용량은 어느 곳에서도 찾을 수 없었다.

1986년 스웨덴을 시작으로 덴마크도 축산 사료에 성장촉진용 항생제 첨가를 금지하였고 2006년부터는 EU 국가들이 사료의 항생제 첨가를 금지하기로 했다.

반면 우리나라는 수의사들의 처방이 있어야만 살 수 있는 외국의 요주의 의약품을 비롯해 어떤 항생제라도 약품 도매상을 통해 누구든지 살 수 있다. 따라서 지금과 같이 세계 최대 항생제 사용국이 될 수밖에 없는 구조인 셈이다.

현재 우리나라에서 요주의 의약품으로 분류된 항생제는 〈옥시테트라사이클린〉을 비롯해 2004년 연말부터 4종의 항생물질이 지정됐으며, 세계적으로 위험성이 인정된 〈아보파신〉과 니트로퓨란 계열 약품을 사용 금지하고 수입 금지 조치를 내린 바 있다. 그러나 〈타이로신〉, 〈버지니아마이신〉 등 유럽에서 금지된 약품들이 국내에서 여전히 사용되고 있으며, 항생제 개발 속도보다 더 빨리 진화되는 내성균의 위험에 대한 대처는 식용육에 대한 항생제 잔류 검사가 전부이다.

이것은 항생제를 아무리 사용하더라도 출하 전에 휴약 기간만 지키면 아무런 제약이 없는 것인데, 이는 내성균 문제의 본질적인 대안이 되지 못한다. 사람을 치료하는 항생제에서 비롯된 치명적인 내성균들이 식품에서 검출되고 있기 때문이다.

2002년 한국 소비자보호원의 조사에 의하면 시중 유통점의 2000여 가지 채소와 과일에서 내성균이 검출됐다. 흔히 먹는 상추, 파 등 거의 모든 농작물이 내성균으로 오염됐다는 조사결과였다. 또 하천, 농부의 손, 축사 주변 환경 등에서도 60퍼센트 이상 내성균이 검출됐으며 이는 인간과 동물을 둘러싼 거의 대부분의 환경에 내성균이 존재하고 있다는 의미이다. 2004년 9월에는 대도시 서울의 중랑천에서도 내성균이 검출된 바 있다.

수만 마리의 돼지를 내성균으로 인해 도살할 수밖에 없었던 끔찍한 경험을 치른 덴마크의 경우, 발단은 대형 슈퍼마켓에서 파는 포장육에서 슈퍼 살모넬라균이 검출되면서부터였다. 덴마크에서는 가금류와 인간에서 같은 내성균이 검출되는 것을 계기로 동물과 인간에게 같은 항생제를 사용할 수 없도록 규제하고 있다. 현재 유럽에서는 이러한 교차 사용이 금지되어 있다.

식품에 잔류하는 항생제 혹은 내성균 문제와 더불어 내성균이 강력하게 진화하는 문제는 인간의 질병 치료를 어렵게 한다. 우리나라는 반코마이신 내성 장구균인 VRE의 검출률이 상당히 높은 것으로 조사됐다. 세균내성연구소의 자료에 의하면 국내에서 1992년 처음 발견된 VRE는 1998년 이후 급증하고 있는 것으로 밝혀졌다. 따라서 최강이자 최악의 슈퍼 박테리아인 반코마이신 내성 황색포도상구균 VRSA의 위험이 언제 어디서 닥쳐올지 모를 상황이다.

세계 각국에서 내성균으로 인한 문제가 속출하고 있으며 우리나라도 예외는 아니다. 창원 파티마병원에서는 입원환자에게서나 흔했던 MRSA에 병원에 온 경험이 전혀 없는 어린이들이 감염되어 최근 2년간 500여 명이 치료를 받았다.

또 결핵 환자들이 다시 늘기 시작했다는 보고와 함께 결핵 환자 대다수가 항생제의 효과를 보지 못하고 있다. 미국의 경우 1996년 뉴욕에서만 600여 명의 결핵환자가 발생됐는데 이는 모두 여러 가지 항생제로 치료할 수 없는 다제내성 결핵균으로 밝혀져 격리 치료됐다.

내성균의 피해를 앞서 경험한 덴마크 식의학연구소는 항생제를 '사회적인 약물'로 규정한다. 사람과 동물은 물론 땅과 강 등의 생태계는 모두 하나로 연결되어 있기 때문이다.

우리 정부도 2003년부터 '국가항생제내성관리위원회'를 가동해 내성균을 감시한다고 하지만 항생제가 사용되는 분야와 전체 사용량에 대한 자료조차 알 수 없는 실정이다. 일례로 수의과학검역원에서 발표하고 있는 국내 항생제 사용량은 제조회사에서 내놓은 판매 자료이며, 더구나 농업에서 사용하는 항생제와 입원환자와 외래환자가 복용하는 항생제의 사용량은 어떤 자료에서도 알 수 없었다.

기초 자료도 내놓지 못한 정부는 축산물의 내성균이 인체에는 해가 없다는 연구자들과 내성균의 위험성을 경고하는 연구자들이 팽팽하게 맞서는 '실험실 논쟁'에서 주춤거리고 있는 형편이다.

최근 정부는 육류 등 식품의 항생제 잔류검사를 강화하고 주로 사용되지 않았던 사료첨가용 항생제 위주의 금지약품을 늘리고 있으나 근본적인 대책 마련을 위해서는 항생제 사용실태에 대한 기초자료 조사와 국제적 수준의 규제와 엄격한 관리, 가축의 사육환경과 방식에 대한 개선을 주도해야 한다.

1〉농작물

논밭에서 퍼지는 내성균

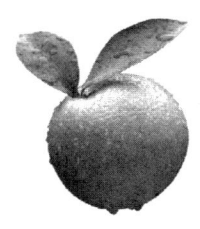

어떤 작물에 사용되는가?

농약 용도로 항생제를 사용하는 작물은 복숭아, 매실, 자두, 감귤류, 사과, 포도, 배, 딸기, 멜론, 수박, 키위 등 과일과, 배추, 양배추, 양상추, 토마토, 오이, 당근, 피망, 가지, 무, 파, 양파, 머위, 부추, 마늘, 생강, 감자 등의 채소, 그리고 벼에 사용되고 있다.

물론 이와 같이 다양한 작물에 다 같은 방식으로 항생제를 투입하는 것은 아니다. 지역에 따라 병충해 피해 정도가 달라서 동일한 작물이라도 항생제를 많이 사용하거나 전혀 사용하지 않는 곳도 있다.

일본에서 농약으로 사용하는 항생제의 총량은 병원에서 사용하는 양과 같은 연간 100톤이나 되지만 이를 전혀 문제삼지 않는 이유는 첫째, 항생제의 작용이 사람들에게 잘 알려져 있고 다른 농약보다 그 독성이 낮다는 이유에서다. 〈스트렙토마이신〉 가운데에는 '사람마이신'이라는 상품이 있다. 사람에게 사용하는 의약품과 같은 안전성을 가졌다는 것을 강조하려는 의도로 사람이라는 말을 상품 이름에 넣은 것이다. 실제로 〈의약품과 같은 물질〉이라는 말은 소량이라면 안전성이 높다는 것을 의미하기도 한다.

두 번째 이유로는 환경에 장기간 잔류하지 않는다는 점 때문이다. 항생제는 특정 미생물에 독성을 발휘해도 곰팡이나 세균이 만들어 낸 물질이므로 환경에서 자연스럽게 분해된다. 자연에 존재하지 않았던 합성 화학물질처럼 몇 년에 걸친 장기 잔류를 걱정하지 않아도 된다.

그러나 항생제 농약은 이러한 장점에도 불구하고 그 성분이 천연물질이어서 내성균이 생기기 쉽다는 단점이 있다.

논밭에서 생긴 내성균의 내성 유전자가 인간의 병원균에 들어간다면 이는 매우 위험한 일이다. 치료에 쓰던 항생제가 듣지 않아 질병의 치료를 매우 어렵게 하기 때문이다.

논밭에서 진화하는 내성균

복숭아나 딸기, 귤, 토마토와 같은 과일 꼭지에 항생제 내성균이 붙어서 병원에 들어오는 것을 상상해 보자. 병원은 자주 청소하고 소독을 하여 균은 적은 편이지만 외부에서 들어온 내성균에게는 경쟁 상대가 적어 오히려 유리한 환경이 된다. 특히 논밭에서 쓰이는 항생제를 병원에서 사용할 경우 이미 내성이 있는 균의 생존에 전혀 지장이 없다. 병원은 내성균에게 매우 유리한 환경인 셈이다. 논밭에서 항생제를 사용하더라도 병원과 같은 뜻밖의 장소에서 내성균

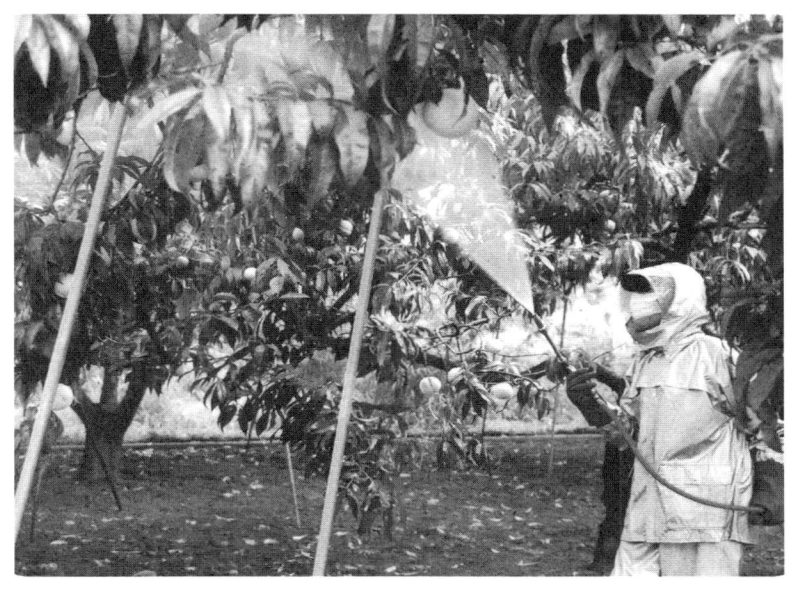

복숭아에 항생제를 살포
잘 알려져 있지 않은 사실이지만 과일, 채소, 벼 등에도 항생제가 살포되고 있다.
항생제 사용을 수년간 그만두어도 그 영향에서 회복할 수 없게 된 것은
내성균이 진화해 더욱 강력해졌다는 것을 의미한다.

이 사람의 질병을 악화시킬 위험이 있다는 점을 염두에 두어야 하는 것은 이런 이유이다.

항생제를 논밭에서 사용하는 기간이 1~2년 정도라면 그리 큰 문제가 되지 않는다. 이 사실은 실험으로 증명된 바 있다. 항생제가 듣지 않아서 1년간 중지하였다가 다시 항생제를 쓰자 작물의 질병은 잘 해결이 되었다. 그러나 항생제를 수십 년 동안 끊임없이 사용해 온 오늘날에는 2~3년간 항생제를 중단해도 그 효과가 부활하지 않

는다. 이러한 현상은 작물의 내성균이 항생제에 계속 단련되어 초기 내성균보다 훨씬 더 진화했다는 의미이다. 또 다른 문제는 '작물의 병원균만 진화하느냐' 하는 것이다. 땅 속이나 나무, 풀에 붙어 있는 수많은 미생물도 항생제의 독성에 영향을 받아서 그들도 내성이 생겨서 진화한다고 봐야 한다. 내성균이 진화하면 그 영향을 받는 다른 미생물도 변화하지 않을 수 없다.

이렇듯 항생제를 꾸준히 공급하는 논밭은 항생제 사용을 그만두어도 다른 미생물들이 쉽게 활동하지 못한다. 작물 자체의 내성균만 아니라 주변 환경의 미생물에 대해서도 영향을 미치는 이 내성균의 속성 때문에 항생제를 뿌리는 논밭에서 상상도 할 수 없었던 강력한 내성균이 나온다 해도 전혀 이상한 일이 아니다.

지금까지는 극히 일부 농작물을 대상으로 짧은 기간 동안 내성균의 영향을 조사하고 환경에 미치는 영향과 인체 유해성은 없다고 단언해 왔다. 그러나 항생제 사용을 멈추어도 사용하기 이전으로 돌아가기 힘들다는 사실은 과학적 표본 실험의 결과도 더 이상 신뢰할 수 없다는 결론을 보여준다.

내성균 대책은 장기간에 걸쳐 넓은 시각으로 세워야 한다. 히라마츠 교수는 항생제를 농약으로 사용할 경우 가장 두려운 것은 〈녹농균의 다제내성화 多劑耐性化〉라고 경고한 바 있다. 녹농균은 고름이 청록색으로 변하는 균으로 원래 항생제를 써도 잘 낫지 않는다. '다제내성'이라는 말은 여러 종류의 항생제가 모두 듣지 않는 뜻이다. 즉 여러 종류의 항생제로도 치료할 수 없는 강력한 병원균으로 진행되면 특별한 상처가 없어도 목숨을 잃을 수 있다는 말이다. 이처럼 무섭게 진화하는 내성균을 만드는 농작물의 항생제 사용에 대해 우리는 너무도 무관심하다.

섞어 쓰는 것은 더 위험

그런데 어쩌다가 항생제가 농약으로 쓰이게 된 걸까? 가장 많이 사용되는 항생제 농약은 〈스트렙토마이신〉이다. 1944년에 방선균放線菌의 배양액에서 추출한 스트렙토마이신은 결핵 치료약으로 널리 이용해 결핵의 공포에서 인류를 해방시켰다. 그리고 1955년에 일본에서 최초의 항생제 농약으로 등록돼 채소와 과일의 병해 예방에 이용되었다.

2년 후인 1957년에는 〈테트라사이클린 옥시테트라사이클린〉이 두 번째로 등록되었다. 이 무렵부터 항생제가 널리 농작물에 사용되기 시작하여 현재 등록된 항생제는 7종류이다.

농약으로 등록된 항생제

한국	스트렙토마이신, 테트라사이클린 가수가마이신, 박티신 노보비오신, 클로르피크린
일본	스트렙토마이신, 옥시테트라사이클린 블라스토사이진, 가수가마이신 폴리옥신, 바리다마이신 밀디오마이신

출처: 2005. 한국내성균주은행 / 2001. 일본 농약 핸드북

내성균 피해로 효과가 감소하자 항생제의 사용설명서에는 〈과도한 연속 사용을 피하고 되도록 작용성이 다른 약제와 번갈아 사용하거나, 사용 횟수를 조절하면, 내성균이 감소하게 되어 다시 효능을 발휘한다〉고 적혀 있다. 그러나 이러한 사용법으로도 내성균을 막을 수 없게 되자 아예 다른 농약과 혼합한 제품이 나오고 있다. 특히 문제인 것이 두 종류의 항생제를 섞은 농약이다. 스트렙토마이신과 옥시테트라사이클린을 혼합한 농약 상품명 아그리마이신 을 사용하면 내성균의 출현은 늦어지지만 두 가지 항생제가 모두 듣지 않는 다제내성균이 곧바로 출현한다. 이를 지속적으로 쓴다면 생존 경쟁에서 유일하게 살아남은 다제내성균의 거듭된 진화로 사람에 미치는 위험은 더욱 높아질 것이다.

한편에서는 작물의 병원균이 내성균화 되어도 사람에게는 영향을 주지 않는다고 주장하는 사람도 있다. 그러나 2002년 제약회사의 자료에 의하면 치료용 스트렙토마이신의 출하량은 4.7톤이었다. 검사나 실험용으로도 사용되고 있으므로 실제 결핵환자가 사용하는 양은 그보다 적은 양일 것이다. 그런데 논밭에 살포되는 같은 항생제의 양은 연간 28톤에 이른다. 문제는 꽤 오래 전부터 결핵환자에게 스트렙토마이신이 듣지 않아 어려움을 겪고 있다는 것이다. 과연 결핵환자가 복용한 소량의 항생제에서만 그 원인을 찾아야 할까?

광대한 논밭에 40년에 걸쳐서 병원 사용량의 몇 배에 달하는 엄청난 양의 스트렙토마이신을 살포한 결과, 살아남은 강력한 균의 내성 유전자가 바이러스 박테리아파지 를 타고 결핵균에 파고 들어 스트렙토마이신이 듣지 않게 되었을 가능성도 있다. 그 가능성을 배제하고 아무런 대책도 마련하지 않는 것이 오히려 문제이다.

내성유전자는 같은 종류의 균 사이에서는 간단히 옮겨 갈 수 있다. 전혀 다른 생물 사이에서 이동할 확률은 매우 낮지만 내성유전자가 바이러스를 타면 전혀 다른 생물 간에서도 이동할 수 있다. 논밭에서 다양한 미생물이 항생제의 내성유전자를 가지게 되면 병원 안의 병원균에도 여러 가지 루트로 내성유전자를 전달할 가능성이 크다. 내성균 대책에 이 같은 위험을 포함시키지 않으면 안 된다. 그런데도 농약으로 쓰이는 항생제가 병원의 원내 감염 내성균과 어떤 관련이 있는지에 대한 연구는 전혀 이루어지지 않고 있다.

언제 이루어질지 모르는 연구의 성과를 기다리고만 있을 수는 없다. 우리의 수명은 그다지 길지 않기 때문이다.

내성균에 안전한 먹거리의 선택법

최대한 빨리 항생제 사용을 줄이는 방법은 항생제를 사용한 농작물을 먹지 말고 사회적인 대책을 세우는 것이다.

그러나 항생제 사용 여부는 어느 채소나 과일에도 표시되지 않는다. 또 지금까지 이 문제는 사회적으로 전혀 주목 받지 못 했다. 어느 산지의 어떤 농작물에 얼마나 많은 항생제가 사용되는지 사실 아무도 알 수 없다는 말이 정확할 것이다. 따라서 유기농 표시를 믿고 식품을 고르는 방법이 최선이다. 유기농산물은 항생제를 사용하지 않을 경우에만 인증한다.

쌀에 비해 신선함을 유지해야 하는 유기농 채소를 구입하는 일은 더 어려운 일이지만 다행히도 여러 곳에서 유기농 채소를 판매하기도 하는 시대이니 평소에 믿을 만한 곳을 찾아서 그때그때 구입하면 된다. 태풍이나 폭우와 같이 크고 작은 비 피해를 최소화하면서 채소를 건강하게 키운다면 채소의 살균용 항생제를 쓰지 않을 수 있다. 또한 이 책이 사회적인 반향을 일으키게 되어 '무항생제'라고 표시한 채소가 어디에서나 팔릴 수도 있을 것이다.

항생제를 떨쳐버리기에 제일 어려운 것은 과일이다. 달콤한 과실에는 벌레가 꼬이기 마련이고, 병충해가 온 나무에 농약을 치지 않는다 해도 채소와 달리 몇 년씩 수확하기 힘들어진다. 농약을 줄이는 것도 과일 생산에서 가장 어려운 일이다.

무항생제 저농약 과일도 가능하다

안전기금에서는 농약을 종전의 절반으로 줄이고, 항생제를 사용하지 않은 저농약 무항생제 복숭아를 2003년부터 공동구입하고 있다. 일본 제일의 복숭아 생산지인 야마나시 현에서는 〈천공세균병〉의 피해가 적어 항생제를 거의 사용하지 않는다. 물론 이런 야마나시 현의 복숭아에도 항생제 이외의 다른 농약은 많이 뿌리고 있었다. 특히 문제인 것은 복숭아가 유통되는 기간에 상하지 않도록 산지에서 복숭아 봉투를 벗긴 후에 뿌리는 두 종류의 살균제인데, 유통업자의 이익을 위한 이러한 행위는 다른 지역에서도 마찬가지이다.

〈포스트-하비스트 농약 Post-harvest, 수확 후에 농작물에 뿌리는 농약〉과 유사한 형태인 이러한 농약 사용은 매우 심각한 문제이다. 시중에서 판매가 가능할 정도로 다 자란 복숭아에 살균제를 살포하는 것이어서 잔류 농약의 위험성이 매우 크다. 특히 임산부들에게 큰 피해를 줄 수 있어 공포의 대상이 되고 있다. 이미 그 사실을 아는 소비자들에게 저농약 과일이나 무항생제 복숭아는 큰 인기를 끌고 있다. 그러나 이러한 복숭아를 일반 가게에서 사기는 어렵다.

안전기금은 야마나시 현의 복숭아 생산자인 아키야마 하루히데 씨에게 항생제를 쓰지 말고 봉투를 씌운 후부터는 농약도 치지 않는 복숭아밭을 따로 만들어 재배를 요청했다. 또 수확한 복숭아는 다음 날까지 냉장택배로 소비자에게 직송할 것을 주문했다.

열매가 엄지손가락 크기로 자라나면 봉투를 씌워 50일 이상 농약을 뿌리지 않는 이 복숭아에는 잔류농약이 매우 적다. 그러나 병충해로 인한 수확량의 감소, 운송과 유통 중에 발생하는 손실 등에 대한 사전 경험이 전혀 없는 상황이므로 쉽지 않은 각오가 필요한 일이었다. 흔쾌히 우리의 부탁을 받아준 그는 바로 실행에 옮겼으며, 예상치 못한 난관이 있을지 몰라 바짝 긴장을 했던 우리는 이 실험을 통해 무항생제 과일 재배의 기초 자료를 얻을 수 있었다.

2003년 첫 해, 기상 조건이 매우 불안정한 상태에서 복숭아 생산은 걱정했던 만큼 병충해가 발생하지도 않았고 유통 중의 손상도 허용할 수 있는 범위였다. 일조량의 부족에도 불구하고 맛이 매우 좋다고 호평을 받았는데, 그 이유는 〈레이호우〉라는 품종을 선택한 것과 짧은 유통기간을 활용해 복숭아가 거의 익은 상태에서 수확했기 때문이었다. 수확 후반기에는 병충해로 인해 맛이 떨어진다는 것도 알 수 있었다. 안전기금은 회원들의 도움으로 항생제를 사용하지 않은 저농약 복숭아를 전량 판매할 수 있었고, 덤으로 만족스럽고 맛있다는 찬사와 앞으로도 계속 추진하라는 격려를 받았다. 다음 해에는 항생제를 사용하지 않는 저농약 복숭아를 널리 퍼뜨릴 수 있다는 자신감이 들었다.

쉽게 상하는 과일인 복숭아로도 항생제를 사용하지 않는 저농약이 가능하다면 다른 과일의 재배와 유통도 가능한 일이었다. 우리는 일반적으로 수확 직전에 〈폴리옥신〉이라는 항생제를 뿌리는 배의 경우에도 항생제를 사용하지 않고 농약을 줄인 저농약 배의 성공적인 산지직송판매를 마칠 수 있었다. 기후 현의 시키타에 마사유키 씨가 생활협동조합 공동구매에 내놓고 있는 저농약 배는 항생제를 사용하지 않는 것은 물론 수확 전 50일간 농약을 사용하지 않는다. 나가노 현의 세끼노 쿠니오 씨의 항생제를 사용하지 않은 저농약 포도 역시 농약을 통상의 5분의 1로 줄이고 수확 전 55일간은 농약을 치지 않는다.

생산자들은 항생제를 사용하지 않아도 과일을 생산할 수 있다는 것을 증명해 보이고, 소비자들이 이런 과일을 사서 먹는다면 그만큼 항생제는 줄어들 것이며 자연히 내성균도 줄어들게 된다.

농약을 극도로 줄인 농가와 일반적 저농약 농가의 배 농약 사용량 비교

시키타에 씨의 배 성분명 〉 독성	재배시기	기후현 클린농업 방제달력 목적 - 성분명 〉 독성 및 유기대체유무
	수확 후 ▼ 3월 하순 발아 직전	살균 - 황산구리 〉 유기가능 / 생석회 〉 유기가능 살충 - 마신유 〉 유기 가능 살균 - 석탄유황합제 살충 - 마신유 〉 유기 가능
지람 ziram 〉 환경호르몬 티우람 thiuram 〉 임산부 위험 시아노포스(CYAP)	4월 하순 발아 1주 후	살균 - 황산구리 〉 유기 가능, 생석회 〉 유기가능 살충 - 클로르피리포스 chlorpyrifos 〉 아이 주의 살충 - 다이아지논 diazinon
이미녹타진알베실산염 〉 잔효성 높음	5월 상순	살균 - 폴리옥신 **항생제**
	수분 직후	살균 - 티아지아진
	5월 중순 낙화 직후	살균 - 이프로지온 〉 환경호르몬 살충 - 유산니코틴
	5월 하순	올리플루아, 테트라데세닐아세테이트, 피티플루아, 필리마르아 〉 모두 유기로 가능
	5월 하순 전회부터 7일후	살균 - 캡탄 〉 아이들 주의
	6월 상순 봉투 씌우기 전	살균 - 디프로디닐 살충 - 유산니코틴 / 비펜트린 〉 잔효성 높음
포세틸 fosetyl 〉 잔효성 높음 비펜트린 〉 잔효성 높음	6월 중순 전회부터 10일후	살균 - 프로피네브 propineb 살충 - 클로르피리포스 〉 아이들 주의
	6월 하순 전회부터 10일후	살균 - 이미녹타진알베실산염 〉 잔효성 높음
캡탄 〉 아이들 주의	7월 상순	살균 - 아족시스트로빈 azoxystrobin
	7월 중순	살균 - 플루아지남 fluazinam 살충 - 메티다티온 DMTP 〉 침투성 높음
황산구리	7월 하순	살균 - 크레소키심메틸 kresoxym-methyl
펜프로파트린, 헥시티아족스 〉 잔효성 높음	8월 상순	살균 - 이프로지온 〉 환경호르몬
	8월 중순	살균 - 이미녹타진알베실산염 〉 잔효성 높음
	8월 하순	살균 - 유기동
	9월 상순에서 수확까지	살균 - 폴리옥신 **항생제**

↓ 이만큼 줄일 수 있었다   수확 직전까지 항생제 사용

>>> 우리나라 생협 생산자의 포도 생산일지

10년간의 친환경 포도 재배 경험을 쌓은 상주, 의성 지역 포도 생산자조합 상주 땅모임은 생활협동조합에 무농약 및 저농약 포도를 공급하고 있다. 농약은 연중 4회 이내로 제한하고 있다.

시기	생산 일지
2/26	천정 및 껍질 벗기기 시작, 봉사 살포
3/15	진정 가지 태운 숯을 밭에 살포
4/3	월동 병해충 방제, 기계유제 살포
4/13	석회 유황 합제 5도액 살포
4/20	유인, 살충주 설치(막걸리+녹즙) 각 300배
4/30	1차 순고르기
5/4	병해예방(바이오 효소, 천혜녹즙, 쑥) 현미식초, 한방영양제
5/10	2차 순고르기, 어깨순 제거, 덩굴순 제거
5/15	포도잎 녹화 위해 천혜녹즙, 현미식초, 한방영양제, 인산칼슘 M/A 살포
5/22	성장 촉진을 위해 영양제, 유산균, 아미노산 M/C 살포
5/27	붕산 옆면 시비 및 적심
6/2	개화 시작
6/10	제초작업
6/16	종합 살균제 석회 보르드액 3-3식 살포
6/19	알 솎기
6/27	봉지씌우기 전 곰팡이병 대비 화학농약 '깨끗한' 살포 후 봉지씌우기
7/10	비대 촉진용 현미식초, 천혜녹즙, 한방영양제, 아미노산, 인산칼슘 살포
7/25	폐화석 효소, 천혜녹즙 살포
8/4	칼반병 시작
8/13	성숙과 착색 촉진용 현미식초, 녹즙, 한방영양제, 바닷물 30배 희석액, 인산칼슘 살포
8/30	포도 수확

2〉소
풀 대신 먹는 사료의 비밀

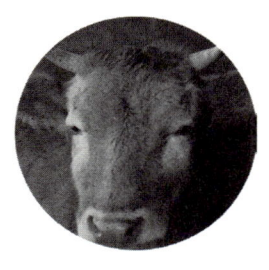

항생제를 섞은 사료에서 나온 O157

1996년 일본 오사카 지역에서 광범위하게 발생한 병원성 대장균 O157 식중독 사건은 9500명 이상의 환자와 3명의 사망자를 냈다.

O157 식중독이 제일 처음 나타난 곳은 1982년 미국과 캐나다였다. 소의 변에서 생겨난 O157균은 몇 년 후 일본에 상륙하여 14년이라는 긴 시간을 보내고 나서 마침내 기록적인 식중독 사건을 일으킨 것이다. O157에 관한 연구가 활발하던 캐나다와 미국과는 달리 당시 일본에는 이에 대한 전문가도 없는 실정이었다. 그 결과 엄청난 규모의 식중독 피해를 입었음에도 불구하고 원인을 규명하지 못한 채 치료나 예방의 시행착오가 계속되었다.

그러는 사이 항생제에 내성이 있는 O157이 발견됐다. 항생제가 들지 않는 O157 식중독이 생명을 위협하는 사태에 직면한 것이다. 그리하여 치료 방법에 관한 논의를 더욱 서둘렀지만, 항생제로 인해 O157균이 죽으면서 균 자체가 뿜어내는 독소 때문에 항생제로는 치료할 수 없다는 끔찍한 결론에 도달하고 말았다. 항생제에 내성이 있는 O157의 출현은 소가 먹는 사료에 항생제가 섞여 있다는 것을 의미한다. 하지만 당시 일본에서 사료를 개선하려는 사회적 논의는 전혀 없었다.

2년 뒤 미국에서 날아온 뉴스에 의하면 보리 짚을 충분히 먹였더니 소의 변에서 검출되던 O157이 2주 안에 사라졌다고 한다. 역시 O157의 원인은 사료 문제까지 거슬러가서야 밝힐 수 있었던 것이다.

소에서 퍼지는 O157균은 원래 존재하던 균이 아니다. 소에게 풀을 먹이지 않고 항생제나 합성항균제를 섞은 곡물 사료를 주자 쇠똥에서 O157이 검출된 것이다. 효율성만 추구하려는 인간에게 자연은 오래지 않아 죗값을 치르게 한 것이다.

사료에 항생제를 섞는 이유

축산업자들이 소에게 항생제를 먹이는 이유는 무엇일까? 이를 위해서는 쇠고기 생산 과정을 먼저 알아보아야 한다.

소는 풀을 뜯는 초식동물로 네 개의 위*를 가지고 있다. 제1위라

---

* 반추동물인 소의 위는 제1위 혹위 · 제2위 벌집위 · 제3위 겹주름위 · 제4위 주름위로 이루어져 있다. 네 개의 위 가운데 1~3위는 조직학적으로 식도와 비슷하며 네 번째 위가 소화효소를 함유한 위액을 분비하는 진짜 위에 해당한다.

불리는 관강Lumen은 소 체중의 3분의 1을 차지할 정도로 매우 큰 위로, 먹은 풀을 먼저 이 곳으로 보내 미생물의 힘을 빌어 풀을 분해한다. 풀을 프로피온산 등의 지방산으로 분해되면 위벽이 이를 흡수하여 에너지원으로 쓰게 되는 것이다. 제 1위에서 소화되지 않은 것은 다시 입으로 보내 되새김질을 한 후 제 2위와 제 3위까지 돌면서 소는 영양을 흡수하게 된다.

근대 축산은 소를 빨리 키우기 위해 풀이 아닌 곡물 사료를 쓰고 있다. 풀만 먹으면 4개의 위가 정상적으로 움직이지만 곡물사료는 위에서 제대로 발효가 되지 않아 소화기관의 리듬이 깨지고, 심한 경우 소가 죽기도 한다. 이 때문에 사료에 항생제를 섞는다. 항생제를 섞은 곡물사료는 장에서 〈프로피온산〉이 발생이 원활하도록 인위적으로 발효원리를 조절해서, 적은 사료로도 빨리 살을 찌울 수 있는 발상이다. 또 다른 목적은 위에서 성장촉진을 방해하는 유해세균 억제와 유해물질을 없애려는 것이지만, 내성균이 생겨나서 수십 년 전 항생제 요법을 처음 시작할 때와 같은 효과는 없어져버렸다.

소는 제1 위에서 다시 입으로 되새김할 때 트림을 하면서 침을 흘린다. 소가 흘리는 침은 사방 1미터가 젖을 정도로 많은데, 버리는 침의 양을 줄여서 효율을 높이려는 목적으로 침을 흘리지 못하게 하는 항생제도 사용하고 있다. 근대 축산업은 이 정도로 효율성을 추구하고 있다. 2부에서 소개하는 '최후의 항생제, 반코마이신'과 같이 매우 심각한 문제를 지닌 〈아보파신〉은 어떤 항생제로도 치료할 수 없는 내성균을 만들어내는 위험한 항생제로, 소의 사육에서도 쓰고 있다.

출하 직전까지 사용되는 항생제

가축용 항생제는 동물용 의약품이나 사료첨가물로 이용되는데, 동물용 의약품은 당연히 치료가 목적이다. 농도가 진한 치료용 항생제는 쇠고기에 잔류하지 않게끔 휴약 기간을 두어, 통상 소를 출하하기 30일 전부터 항생제를 투여할 수 없도록 규제하고 있다.

그러나 치료용에 비해 농도가 옅은 사료첨가용 항생제는 쇠고기에 잔류하지 않는다는 이유로 출하 직전까지 사용할 수 있다. 특히 사료첨가물로 항생제가 섞인 사료를 먹는 소는 마지막까지 사료 성분을 조절하기가 힘들다. 왜냐하면 갑작스레 사료를 바꿀 경우 소의 건강상태가 나빠질 수 있고 이는 결국 생산자에게 큰 손실을 가져오기 때문이다. 생산자들이 출하 직전까지 사료첨가용 항생제를 끊지 못하는 중요한 이유가 바로 여기에 있다.

방목을 통해 풀만 먹이고 있는 호주의 국내용 육우를 제외한 대부분의 선진국 축산업에서도 성장촉진과 손실 방지를 목적으로 소에게 항생제를 주고 있다. 유럽 역시 최근까지 '침방지'나 다른 목적의 항생제의 남용이 심각한 상황이다. 그러나 항생제 남용을 우려한 EU는 가축 사료에 대한 항생제 첨가를 2006년부터 1종류를 제외하고 모두 금지하기로 했다. 그러나 여기에서도 수의사에 의한 동물치료용 항생제 규제는 제외됐다.

앞으로 유럽연합의 가축용 항생제 총 사용량이 얼마나 줄어들지 주목할 필요가 있다. 일본에서 사료첨가물로 허가된 항생제는 23종이며 이와 별도로 합성항균제도 6종이나 허가하고 있다. 육우에 가장 널리 사용되는 항생제는 모넨신*과 사리노마이신**이다.

세계 최대 패스트푸드 업체인 맥도널드도 2003년 6월, 고기를 공급하는 모든 축산업자에게 가축 사료에 포함되는 항생제 투여를 줄이도록 요구하겠다고 발표했다. 우선 사료에 쓰이는 성장촉진용 항생제를 중지하고 단계적으로 질병치료에서의 사용도 억제해, 2004년까지 완전히 개선하겠다는 것이다. 세계 각국에 진출해 있는 맥도널드가 각 나라의 축산업에도 상당한 파급효과를 가져올 것으로 기대할 만한 일이다.

유럽보다 1년 먼저 항생제 대책을 내놓으려는 맥도널드의 전략은 대량으로 사들이고 있는 햄버거용 쇠고기뿐만 아니라 돼지고기, 닭고기에 이르기까지 개선안을 제시하고 있어서 성공적으로 해내기만 한다면 세계 축산업에 주는 효과도 상당할 것으로 보인다. 버거킹이나 웬디스와 같은 경쟁 업체들도 같은 조치를 검토하고 있다고 하니, 어쩌면 세계 축산업에 탈脫항생제라는 새로운 흐름이 만들어질지도 모를 일이다. 어쨌거나 이와 같은 흐름은 더욱 거세져야 한다.

*monensin 닭의 콕시듐원충 치료제로 개발되었다. 소에는 프로피온산의 생산량을 증가시켜 비육을 촉진시키고 락토바실러스와 유해균을 억제하고 반추위 산도저하를 막아 과산증을 예방하며, 가스생성을 억제하고 이산화탄소의 생성과 반추위산도를 증가시켜 고창증을 억제하는 효과가 있다는 명목으로 사료회사들이 사료첨가제로 사용하고 있다.

**salinomycin 원충인 콕시듐 치료제로 사용. 소에는 성장 촉진과 사료효율개선, 고창증 예방효과가 있다는 명목으로 사료첨가제로 사용하고 있다.

안심하고 먹을 수 있는 쇠고기

농가에서 직접 사료를 준비해 여러 영양소를 섞어 먹이는 생산자들은 항생제를 사용하지 않는다. 규모가 적고 몇 군데 안 되긴 해도 일본 여기저기에서 찾아 볼 수 있다.

소비자들이 시중에서 쇠고기를 구입할 때 항생제를 먹인 것과 전혀 쓰지 않은 쇠고기를 쉽게 구별하기란 불가능하다. 그 이유는 무항생제 혹은 무합성 항균제, 항생제와 합성항균제 미사용이라고 표시하지 않기 때문이다. 결국 믿을 수 있는 제품을 산지에서 냉동상품으로 주문하는 것이 현재로선 가장 안심할 수 있는 방법이다.

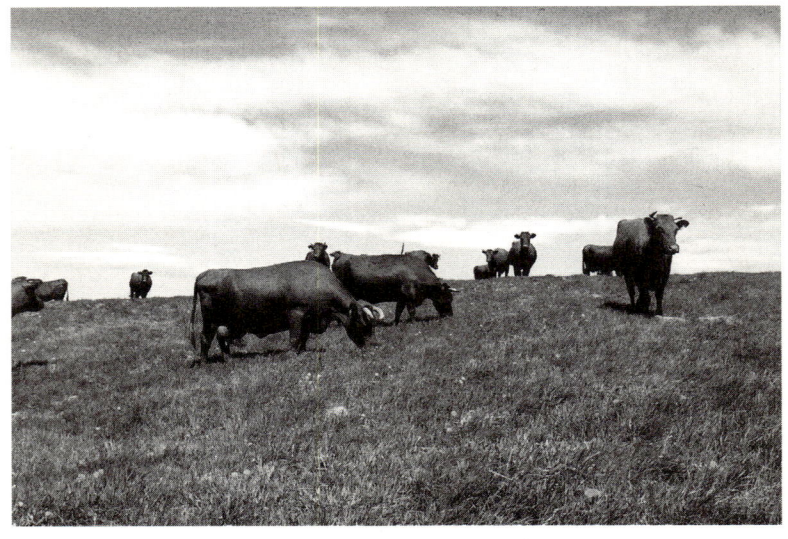

이와테 현의 일본 토종 소
목초지를 조성하여 방목하여 기른다.
방목으로 키우는 소는 풀을 먹으며 자유롭게 돌아다니면서 건강한 소로 자란다.

이와테 현의 야마가타 마을이나 이와이즈미 마을은 산에서 소를 방목하고 있다. 5월이 되면 태어난 지 2개월 된 송아지와 어미 소를 산속 방목지에 풀어 놓는다. 송아지는 방목지에서 모유나 풀을 뜯으며 크고 어미 소는 여기서 자연교배를 한다. 눈이 오기 전에 어미 소와 송아지는 마을의 외양간으로 되돌아온다. 방목으로 키우는 소는 풀을 먹으며 자유롭게 돌아다니면서 건강한 소로 자란다. 고기의 맛은 감칠맛과 단맛이 풍부하며 선홍색 육질로 인해 건강과 맛을 추구하는 소비자들에게 스테이크용으로 각광받고 있다.

외양간으로 돌아온 송아지는 생후 20개월까지 비육된 후에 출하된다. 이 때는 살을 찌우려는 목적으로 곡물사료도 쓰는데 현에서 생산하는 유전자조작을 하지 않은 Non-GM 옥수수나 밀기울 같은 양질의 원료에 건초 등 섬유질도 충분하게 먹인다.

사라질 위험에 처했던 일본 토종 소가 이 마을에서 지금까지 유지될 수 있었던 배경에는 지역 NGO인 〈대지를 지키는 모임〉이 있어서 가능한 일이었다.

회원제로 운영되는 이 단체는 1982년부터 마을에서 생산되는 이 쇠고기의 공동 구입을 통해 농가의 소득을 보장해 주었다. 이와이즈미 마을 전체가 안전한 사육방식을 통해 토종 소를 지키면서 가까스로 명맥을 유지해 온 것이다.

3〉우유

젖소의 괴롭고 슬픈 생애

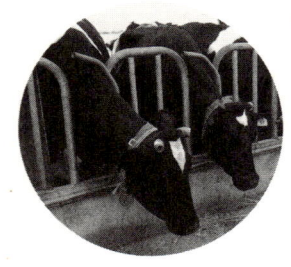

우유 식중독을 일으킨 항생제

우유를 짜서 담는 탱크로리에서 흔히 발견되는 황색포도상구균은 전체 농가의 90퍼센트 이상에서 검출된다고 일본 보건당국이 발표한 바 있다.

황색포도상구균의 독소는 맛이나 냄새가 없어서 우유를 마셔도 전혀 알 수 없을 정도다. 이처럼 균이 있는지 그 여부를 즉시 알 수 없으므로 가열살균이 의무화된 것이다.

살균하기 전에 일정하지 않은 온도로 우유를 보관하다가 황색포도상구균이 급속도로 증가하여도 쉽게 알아차릴 수 없다는 것. 바로 그것이 1400명이 넘는 식중독 환자를 발생시킨 2000년 〈유키지루시 유업 사건〉의 발단이었다. 정전사고가 나서 보관 중이던 우유에 황색포도상구균 독소가 급속히 늘어났지만 그대로 탈지분유 원료로 쓰였고, 탈지분유로 만든 우유음료를 마신 대다수의 사람들이 식중독에 걸린 것이다.

갓 짜낸 우유에는 1cc당 수만 혹은 수십만 개의 균이 있다. 유키지루시 유업 사건은 황색포도상구균이 압도적으로 많아서 식중독을 일으켰지만, 만일 다른 잡균이 더 많았다면 정전 후 이상한 맛으로 자연히 변해 폐기되어 피해자는 한 명도 나오지 않았을 것이다.

황색포도상구균은 소의 유방염을 일으키는 대표적인 균으로, 이 균으로 우유가 오염됐다는 것은 유키지루시 유업 사건이 젖소의 유방염과 관련된 식중독 사고라는 것을 말한다. 유방염 치료에는 항생제가 사용된다. 사실은 식중독 뒤에 항생제 내성균 문제가 숨어있었던 것이다.

젖소는 생후 30개월 정도면 출산이 가능하고 우유를 생산한다. 우유를 생산하기 위한 젖소에는 성장촉진 항생제를 먹이지 않지만 더러 배합사료를 먹이는 생산자들 가운데 항생제를 먹이는 경우도 있어서 모든 젖소가 사료첨가용 항생제와 무관하다고 말하기는 어렵다. 일반적으로 젖소에 사료첨가용 항생제를 쓰는 시기는 태어난 직후 잠깐 대용유를 먹일 때이다. 광우병을 발생시키는 육골분을 넣어서 유명해진 대용유는 가격이 싸서 대부분의 낙농가에서 어린 소에 먹인다. 그 후 옥수수를 주원료로 한 인공유를 먹는 단계인 이유기부터는 거의 항생제를 먹지 않는다. 이에 비해 식용 육우는 빨리 비육하려는 목적으로 이유기는 물론 18~30개월 정도 자라서 출하 직전인 소에도 대부분 항생제를 지속적으로 쓰고 있는 실정이다.

의약용 항생제의 경우 육우는 출하 시기에 동물용 의약품을 사용하고, 젖소는 젖 짜는 시기부터 자주 걸리는 유방염의 예방을 위해 수의사의 지시 아래 항생제를 사용한다는 점이 다르다. 즉 젖소에게 육우와 같이 사료에 항생제를 첨가하는 일은 없다는 것이다.

젖소는 사료첨가용 항생제를 섭취할 경우 혈액 안 항생제 성분이 우유에 들어가므로 〈우유와 유제품 성분 규격에 관한 법률〉은 착유기부터 이를 금지하고 있다.

드물게 유방염이 발생하는 것은 어쩔 수 없는 일이다. 그러나 소가 유방염에 걸렸어도 우유를 계속 짜서 수익을 올리려는 사람들은 일상적으로 항생제를 사용하고 있는 현실이 오늘날의 문제이다. 항생제 치료를 받은 젖소의 우유는 일정기간 출하가 금지되지만, 엄격하게 지켜지지 않는 것으로 보인다. 실제로 72시간 동안의 출하정지 기간을 지키지 않은 우유를 항생제 치료를 받지 않은 정상 우유와 섞는 방법으로 희석해 검사를 통과하는 경우가 허다하다.

물보다 우유가 더 싸게 팔리는 현실에서 식품안전법만 지키고 있다가는 한 순간에 망하기 십상인 우유 생산업자들만 나무랄 수도 없는 노릇이다. 더 큰 문제는 누구나 구입할 수 있는 항생제도 있다는 점이다. 동물용 항생제 대부분이 수의사의 지시서가 없으면 살 수 없는 〈요주의 의약품〉이지만 그렇지 않은 항생제도 2002년 11월 15일 현재 55종류나 된다. 이 중에는 제약회사가 구매하는 품목으로 일반인은 살 수 없는 항생제도 포함되어 있지만, 대량으로 살 수 있는 바르는 약은 누구든지 살 수 있고, 이러한 품목이 대부분을 차지하고 있다. 유방염에 걸린 젖소도 바르는 항생제로 치료한 후 우유를 조금 짜내 버리고 출하를 할 수 있는 것이다.

또, 수의사가 아닌 일반인이 내성균 검사 없이 처치하는 임의적인 항생제 사용도 남용의 원인 가운데 하나다. 생산자도 이렇게 문제를 일으키고 있지만, 실은 수의사가 치료한다 해도 내성균 검사는 거의 하지 않는다. 수의사가 내성균 검사를 하지 않는 합리적인 이유는 없어 보인다. 사람의 경우도 내성균 검사를 하지 않기는 마찬가지이다. 중이염에 걸린 아이들은 바로 항생제 주사를 맞지만 내성균 유무검사는 거의 받지 않는다. 몇 년씩 낫지 않는 중이염은 항생제

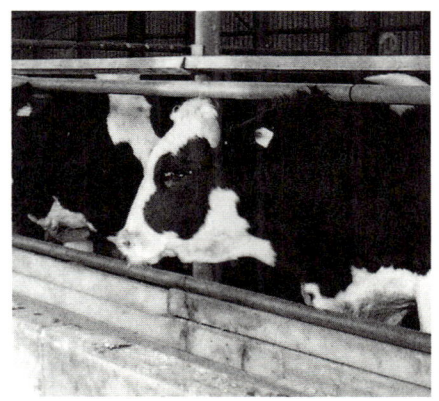

젖소의 슬픈 생애
우리 안에서 움직일 수 있는 공간은 고작 1미터.
이렇게 묶여진 채로 젖소는 일생을 마친다.
과거 10회 이상이었던 출산횟수가
현대 낙농업 체제에서는 고작 2회 정도로 줄었다.

내성균이 있는 것이 당연한데도 내성균에 대한 검사도 없이 계속 같은 항생제를 사용하는 의사들이 대부분이다.

낙농업의 항생제 남용은 비전문가인 일반 생산자를 이용해 수의사나 농협, 제약회사가 돈을 벌기 위한 경우가 많다. 내성균 검사는 치료효과가 있는 항생제를 치료에 필요한 만큼만 쓰고도 단기간에 확실하게 치료할 수 있게 한다. 치료기간을 줄이면 우유 판매기간도 늘게 되고, 치료 불가능으로 도태시키던 피해를 줄이는 등 경제적 효과도 상당하다. 그렇지만 항생제를 팔면 팔수록 이윤을 얻는 자들의 돈벌이는 줄어들 것이다. 항생제의 남용과 오용은 이들과 관련이 없지 않다.

항생제의 남용을 막기 위해서는 무엇보다 유방염에 대한 낙농업자 스스로가 관심을 가져야 한다. 직접 검사용 혈액을 뽑아서 가축보건소 등의 전문기관을 찾아가 내성균 감수성 검사를 받아야 한다. 자기 스스로 나서야 한다. 그래야 수의사에게 정확한 치료를 의뢰할 수 있고, 효과가 있는 약품을 써 쓸데없이 드는 약값을 줄일 수 있다.

소의 육체적 한계를 넘는 우유 생산

유방염을 일으키는 병원균은 젖을 짜는 기구_{밀커}나 사람의 손, 축사환경에 서식한다. 이들은 소의 건강이 약해져서 저항력이 떨어질 때 유방이나 유두의 상처를 통해서 침투한다. 즉 유방염은 소의 생활환경이나 위생상태, 건강상태와 깊은 관계가 있는 것으로, 상당 부분은 미리 예방할 수 있다.

여기서 한가지 짚고 넘어가야 할 문제는 최근 30년간 젖소 한 마리에서 우유를 얻는 양이 두 배로 늘어났다는 점이다. 그 때문에 유방염도 증가하고 있다. 지나치게 우유를 많이 짜서 유방염에 쉽게 걸리게 되고 그 때마다 항생제를 쓰는 악순환은 근대 낙농의 문제점을 그대로 노출하고 있다.

또 젖소가 감당할 수 없는 육체적 한계를 넘어선 무자비한 근대 낙농에서 우유를 대량생산하기 위해 소가 원래 먹지 않던 사료를 주는 것도 심각한 문제다. 자연의 섭리를 깨뜨린 사료 사용으로 발생한 문제의 극치는 바로 광우병이 터지기 전까지 사용되던 〈육골분〉이었다. 육골분을 먹인 젖소는 우유의 양이 늘어날 뿐 아니라 유지방률도 높다고 한다. 또한 육골분은 가장 경제적인 사료였다. 물론 이는 젖소의 전통적인 사료가 아니므로 체중조절 목적으로 배합사료의 1~2퍼센트 정도만 섞어서 먹였다.

소가 원래 먹지 않던 육골분은 위에 병이 들게 하여 항생제를 쓰게 되었고, 내성균 또한 늘어났다. 소의 생태에 맞는 사료를 먹이고 인간이 적절한 양의 우유를 얻어낸다면 젖소의 유방염은 상당히 줄일 수 있다.

파스퇴르식 처리가 된 우유를 먹자

자연적인 사육방식, 적당한 양의 착유, 질 좋은 사료는 우유의 항생제 문제를 해결하는 핵심 사안이다. 그러면 우유를 소비하는 일반인이 할 수 있는 일은 없을까?

첫째는 유지방이 높은 우유를 멀리 하는 것이다.

사료와 사육방식이 자연적이지 않을 경우 우유의 유지방은 3.7퍼센트나 된다. 비만이 문제가 되는 요즈음 지나치게 높은 유지방은 쓸모가 없다. 단, 원래 유지방이 높은 특성을 지닌 〈저지 Jersey종, 젖소의 종류 우유〉는 상관없다.

둘째는 저온 살균(LTLT, 63℃/30분)이나 혹은 고온 살균(HTST, 72℃/15초)하는 파스퇴르 처리가 된 〈파스쳐라이즈드 Pasteurized 우유〉를 마시는 것이 항생제 문제를 줄이는 데 기여하는 일이다.

일본 우유의 대부분은 120~130℃에서 2초간 초고온으로 단시간 살균하는 우유인 UHT이다. 초고온 살균할 때 균은 거의 전부 죽어 원유의 질이 좋지 않아도 상품이 될 수 있다. 소들의 유방염은 점점 늘지만 오히려 시중에는 더 많은 우유가 쏟아지는 이유가 여기에 있다. 초고온 살균으로 나는 '탄 맛'을 진한 우유의 맛으로 착각하는 사람들도 있다. 이런 우유를 아무 문제의식 없이 계속 마신다면 내성균 문제는 결코 해결할 수 없다.

파스쳐라이즈드 우유는 병든 소의 젖이나 세균이 많은 우유를 사용할 수 없다. 좋은 사료와 우유 생산량의 조절, 운동 등 사육환경이 좋아야 저온살균으로도 안전한 우유 상품을 만들 수 있는 것이다.

품질이 좋은 파스쳐라이즈드 우유는 감칠맛이 나고 소화가 잘 돼 위에 부담이 덜하다. 우유를 마시면 설사를 하는 사람들도 파스쳐라이즈드 우유를 마시면 대부분 이상을 느끼지 않는다고 한다.

4 〉 돼지

항생제 투성이인 돼지들

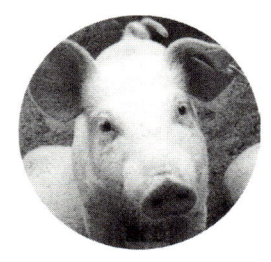

10마리 중 7마리는 병든 돼지

쇠고기의 광우병 여파로 최근 돼지고기가 인기를 얻고 있다. 그러나 돼지고기도 식중독균에 오염될 수 있다. 또, 고기를 만지던 손으로 만든 샐러드를 아이들이 먹게 될 경우 설사를 일으킬 수 있다. 식중독균 대부분은 항생제에 내성이 있어서 아이들의 설사에 항생제를 써도 잘 낫지 않는다.

비교적 가벼운 증상으로 끝난다는 점, 어른에게는 증상이 잘 나타나지 않는다는 점, 돼지고기의 식중독균 검출률이 10퍼센트 전후에 그친다는 점 등으로 그냥 지나치기 쉽지만, 돼지고기 내성균 문제에 더욱 주목해야 하는 이유가 여기에 있다.

돼지고기에서 내성균이 발견되는 이유는 질병에 걸린 돼지에 쓰는 항생제 때문이다. 사육 중인 돼지가 병에 걸리는 비율은 양돈장마다 자세히 기록되어 있지만 전체 통계를 공표하지 않아 전체적인 실태는 알 수 없다. 따라서 식용으로 출하되는 돼지고기에 대한 실정부터 살펴보기로 하자.

돼지를 도살하여 해체했을 때, 병이 발생한 부위를 폐기하고 돼지고기로 출하시키는 비율은 2000년 조사기준 70퍼센트에 이른다. 이 수치에는 발병 부위가 없는 가벼운 병, 식육으로 할 수 없는 심각한 병, 전염성이 강한 병에 걸려 출하하지 않은 돼지는 포함되어 있지 않다. 물론 운송 중의 타박상이나 골절 등도 포함되어 있으므로 질병만의 수치는 아니다. 그러나 돼지의 70퍼센트 정도가 정상은 아니라고 볼 수 있다.

정부는 병에 걸린 돼지고기를 사람이 먹어도 병에 걸리지 않는다고 말하지만, 사실은 근대 양돈에 있어서 병은 어쩔 수 없다는 식이거나 혹은 돼지가 걸리는 병 따위에 신경 쓸 겨를이 없다는 투다.

1970년대 외국에서 발생한 돼지 질병이 잇따라 일본으로 침입했고 증가하는 과밀사육으로 사료첨가용 항생제의 양도 급격하게 증가했다. 사료안전법으로 규제를 강화한 1976년에는 항생제의 사용이 4배로 증가했다. 현재는 금지 품목을 늘려 사료첨가용 항생제를 가장 많이 사용했던 시기의 절반 가량으로 줄었다. 그러나 동물용 의약품 항생제가 증가해 항생제 총 사용량이 줄지는 않았다.

일본 농수산성은 규제를 강화하겠다며 〈사료안전법〉을 만들어서 금지품목을 늘리기는 했지만, 음성적으로 사용되는 동물용 의약품에 대해서는 사실상 커다란 허점이 있는 규제에 불과하다. 30년 이상 여러 종류의 항생제를 대량으로 사용한 양돈장의 내성균은 더욱 단련되고 강력해졌다. 병든 돼지를 먹어도 당장은 병에 걸리지 않는다 해도, 언제든지 목숨을 앗아갈 수 있는 내성균의 위협은 더욱 커지고 있다.

질병을 유발하는 환경과 사료

돼지가 병에 걸리는 이유는 무엇일까? 우리는 돼지우리에서 그 답을 찾을 수 있었다.

돼지우리의 악취는 축사와 수백 미터 떨어진 곳에서도 맡을 수 있을 정도로, 심한 곳은 몇 킬로미터에 걸쳐 악취를 뿜는다. 강렬한 암모니아 냄새를 가장 가까이서 맡는 돼지들은 자주 폐렴을 앓을 수밖에 없다.

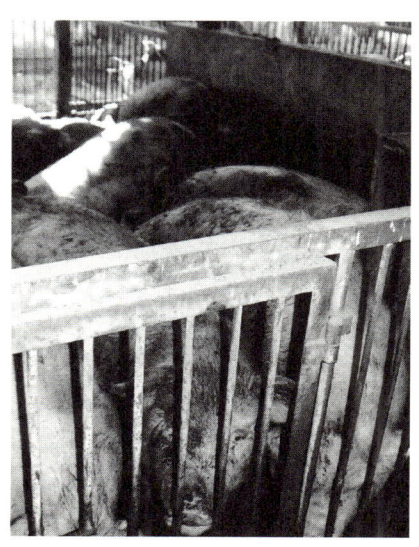

일반 돼지
2평에 12마리를 사육하는 일반돼지들은 과밀사육으로 병에 걸리기 쉽다. 체중 100킬로그램이 넘는 돼지가 2평 넓이에 12마리씩 서로 뒤엉켜 있다. 좁은 공간에서 오는 스트레스, 분뇨로 인한 악취 등 열악한 환경에서 돼지는 폐렴 등에 자주 걸린다.

심한 악취는 배설물에 나쁜 부패균이 증식해서 유발되는 것으로, 좋은 발효균이 우세하다면 악취는 거의 없다. 장내 세균은 배설물 냄새에 따라 좋고 나쁨을 판단할 수 있는데 냄새가 지독한 우리에서 사는 돼지는 병에 걸리기 쉬운 환경에서 살고 있다는 말이다.

가장 과밀하게 키우는 어느 양돈장의 경우 2평에 12마리를 사육하는데, 100~120킬로그램의 다 자란 돼지가 만원 상태인 엘리베이터에서 생활하는 것을 상상하면 된다. 이런 정도까지는 아니더라도 보통 3평에 12마리가 사육되는 양돈장도 비좁기는 마찬가지이다. 미국도 3.3평에서 12마리를 키우는 것이 일반적이다. 근대 양돈 기술은 주로 미국에서 전파됐다.

비좁은 사육환경은 느긋한 성격이지만 섬세하고 깨끗한 것을 좋아하는 돼지에게 큰 스트레스를 준다. 배설물 위에 서로 겹쳐지듯 자야만 하는 돼지들은 서로의 꼬리를 갉아먹기도 한다.

여기에 돼지 생리에 맞지도 않는 배합사료를 먹이는데, 완전배합사료라고 불리는 이 사료는 비타민제나 아미노산을 배합하고, 성장촉진용 항생제를 넣어서 소화에 필요한 에너지조차 소모되지 않게 만든 분말 사료를 말한다.

돼지는 원래 잡식성으로 무엇이든 잘 먹는 동물이다. 그러나 가루 사료는 위를 쉽게 비워 남아도는 위산이 위궤양을 유발시킨다. 이러한 완전배합사료는 과거에 양돈농가에서 일반적으로 사용되다가, 풀처럼 소화되는 시간이 오래 걸리게 호료糊料를 첨가하게 되면서 사라졌다.

현재는 개선된 사료를 쓰고 있다지만 문제는 여전히 있다. 곡물을 가루로 만들면서 쉽게 산화되자 산화방지제를 첨가하고 장마부터 여름 동안에는 독성이 강한 곰팡이방지제가 첨가되고 있다. 곰팡이방지제는 특히나 잘 분해되지 않아서 돼지고기의 위험성을 야기시키고 있다.

이렇게 첨가물투성이에 항생제도 들어있는 인위적인 배합사료를 먹이고, 좁고 비위생적인 곳에서 사육한 돼지들은 과도한 스트레스를 받아서 절반 이상이 병에 걸리게 된다.

사료첨가물로 둔갑한 동물용 의약품 항생제

동물용 의약품으로 지정된 항생제는 반드시 수의사의 처방전이 있어야 사용할 수 있다. 또 이들을 사료에 섞는 것도 허가하지 않고 있다. 그러나 축산업자들은 사료나 식수에 섞어서 최소한 한 무리의 돼지에 먹이기도 한다.

치료용 항생제는 사료첨가용보다 10배에서 100배 진한 농도로 사용하는데, 그 결과 치료용과 같이 진한 농도에서도 죽지 않는 내성균이 나오고 말았다.

치료용 항생제는 인간의 치료약과 별반 차이가 나지 않으며 이 내성균에 감염되면 동종의 항생제는 절대로 듣지 않는다. 돼지에 쓰는 동물용 의약품 항생제가 매우 위험하다는 뜻은 고기를 먹은 사람들에게도 항생제가 먹히지 않기 때문인 것이다.

일본에서 사용되는 동물용 의약품 항생제는 사료첨가용의 4배 이상으로 나타났다. 비육기에 금지되는 사료첨가용과 달리 치료용 항생제는 돼지의 체중에 맞춰 얼마든지 투여하므로 사료첨가물보다 훨씬 많은 양이 사용되는 것이다.

정부의 규제강화책 혹은 내성균 대책의 허점이란 바로 이러한 점이다. 시급하게 줄여야 할 동물용 의약품 항생제는 제쳐두고 사료첨가용 항생제 규제만 강화하는 엉뚱함은 한심하기도 하거니와 생명을 위협하는 항생제 내성균의 감소 효과마저 그다지 없다.

사료첨가물 규제와 함께 동물용 의약품도 규제해야 한다.

너무 싼 항생제가 내성균을 만든다

질병이 심각해도 축산업자가 사육방식을 바꾸지 못하는 이유는 무엇인가? 사육하는 돼지 수를 줄여도 건강한 돼지로 자라기 때문에 항생제 비용은 줄어들 것이다. 그러나 값이 싼 항생제 비용을 줄인다 해도 수입의 감소는 피할 수 없다. 생산자는 병이 무서워서 항생제를 쓴다 하지만 실은 수입의 감소를 두려워하고 있다. 무항생제 양돈은 수입의 감소를 각오하지 않고서는 사실상 힘들다.

정부가 사육면적에 대한 규제를 실시해서 해결하는 방법도 그렇게 간단하지 않다. 수입과 직결된 문제이므로 반대의견도 거셀 것이지만 결과적으로 사료의 품질을 떨어뜨리거나 더욱 싼 항생제를 찾게 되어 항생제 감소로까지 이어지지는 않을 것으로 보인다.

항생제를 확실하게 줄이기 위해서는 항생제 자체를 목표로 삼아야 한다. 그것은 치료용 항생제의 세금을 높여서 가격을 올리는 방식이다. 이로 인해 축산농가는 어쩔 수 없이 항생제 사용을 줄이는 사육방식으로 전환을 꾀할 수밖에 없을 것이다.

정부가 어떤 정책을 내놓는다 해도 국내산 돼지고기 값은 더욱 오를 수밖에 없다. WTO세계무역기구 협정은 과거와 같이 수입 돼지고기에 비싼 관세를 물릴 수도 없게 만들었다.

이와 같이 자국 생산자가 처한 불리한 조건은 국제사회에서 용인되는 환경보호 명목으로 얼마든지 손실액을 보상할 수 있다. 또 장기적으로는 국제적 수준의 돼지고기 규제를 충족시키는 경쟁력을 갖추는 데에도 도움이 되는 일이다. 내성균 문제를 해결하기 위해서도 돼지고기의 가격은 오를 수밖에 없다. 또 가격 인상이 부르는 수많은 비판 여론에도 부딪히게 된다. 그러나 가격이 10퍼센트 오르면 구매량을 10퍼센트 줄여 보자. 대부분의 사람들은 지나친 육식 위주 식생활로 건강하지 못한 삶을 살아가고 있다. 돼지고기 값이 조금 비싸서 그만큼 육식을 줄일 수 없다 해도 그것은 더 건강한 삶을 사는 일이다.

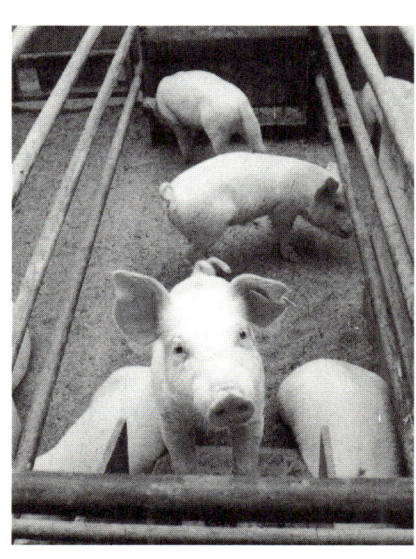

건강한 돼지
넓은 우리에서 건강하게 사육되는 돼지들.
안전한 돼지고기 생산을 본업으로 하는
이 목장에서는 쇠똥을 발효시킨 퇴비를
돼지우리에 1.5미터 정도 깔아두어
여러가지 유용 미생물로 장을 자극시키고
질병 면역력을 높임으로서
병을 예방하고 있다.
(홋카이도 코노농장의 양돈장)

항생제 없는 돼지고기를 파는 곳

일본의 대형 유통점 다이에 Daie는 2003년 3월부터 항생제를 사용하지 않은 돼지고기를 팔고 있다. 미국의 자연주의 슈퍼마켓 〈홀-푸즈〉에서 판매하는 무항생제 돼지고기보다 한 단계 업그레이드된 비유전자조작 사료를 먹였지만 일반 수입 돼지고기와 10퍼센트 정도의 가격차가 날 뿐이다. 물론 안전한 국산 돼지를 생산하는 생산자들도 비록 적은 수이지만 전국 각지에 있다.

일본의 홋카이도 나카시베츠의 코노농장이 바로 그곳인데, 오오츠크 해와 인접한 추운 겨울을 나는 대책으로도 고안된 코노농장의 안전한 사육법은 돼지우리 아래로 1.5미터를 파고 숯가루를 넣고 소 배설물 발효 퇴비를 1미터 이상 쌓는 것이다. 소의 배설물 퇴비를 좋아하는 돼지가 먹어치우는 바람에 추가하는 일이 힘들어도 지면에서 열기가 날 정도의 발효열 덕분에 돼지가 추위에 얼어 죽는 일은 없다. 물론 소도 안전한 방식으로 사육되어 배설물 퇴비도 안전하다. 항생제는 전혀 쓰지 않고 있으며 내성균 걱정은 새로 사온 새끼돼지에만 해당된다.

농장에서 태어난 새끼돼지는 한 달간 어미돼지가 젖을 먹이면서 어미돼지로부터 여러 가지 면역을 이어받는다. 그 다음 한 달은 어미돼지에서 떨어뜨려 놓기는 하지만 어미와 새끼는 한 지붕 아래서 생활한다. 그리고는 짚을 깐 새끼 돼지우리로 옮기고 5개월이 되면 발효퇴비를 넣은 비육용 우리로 옮긴다. 유용한 균이 충분한 환경 속에서 면역계를 단련시켜 병 없이 건강하게 자란다. 돼지우리 밖으로 펼쳐진 넓은 방목장에서 햇빛에 살을 태우며 돼지들은 자란다.

병에 걸린 돼지들도 방목장으로 내보내면 다시 건강해진다고 한다.

근대 양돈은 이와 반대로 새끼돼지를 가능한 격리시켜 외부의 미생물과 접하지 않도록 에워싸서 병을 방지하려고 한다. 때문에 다 자라도 면역이 약해서 병에 걸리기 쉽고 또 항생제를 필요로 하는 것이다. 사료는 전분 찌꺼기, 밀 부스러기, 대두박, 쌀겨, 비트펄프, 생선 등이다. 신선도가 나쁜 생선은 솥에서 삶아 병원균을 죽인 후에 먹이고, 홋카이도 곳곳에서 조달되는 먹이로 자급률이 약 90퍼센트에 이른다.

2004년 가을부터 100퍼센트 국산 사료를 쓰고 있으며 모두 유전자 조작되지 않은 재료들이다.

바로 이것이 유용한 박테리아(B)와 미네랄(M)을 충분히 넣은 물(W)에 의한 BMW기술인데, 덕분에 병원균의 침입은 최소한으로 억제된다. 일반 축산농가에서는 6개월째에 출하하지만 코노 농장의 돼지는 생후 7개월까지 키워 출하하고, 돼지고기의 맛도 매우 좋다.

현장리포트
양돈현장을 가다

 실제 축산이나 어업 현장에서 항생제는 어떤 의미일까?
 농가에서 얼마간이라도 일을 하면서 그 실정을 취재하려던 나는 도쿄, 가나카와, 치바, 사이타마, 이바라기 등지의 축산농가를 찾아 다녀 봤지만 항생제 취재라는 말만 꺼내면 좀처럼 허락하지 않았다. 간신히 취재를 허락 받은 도쿄 근교의 한 양돈 농가에서 나는 4일간 머물며 체험할 수 있었다.
 오전 4시 10분, 이불에서 몸을 벗기듯 일어나 잠이 덜 깬 눈으로 밖에 나가니 쏟아질 것 같은 별빛 아래로 휘황한 헤드라이트를 켠 채 돼지우리에 바짝 들이댄 트럭이 기다리고 있었다. 오늘은 가축유통업자에게 돼지를 넘기는 날이다.
 농가에서 사들인 돼지는 아침 일찍 도살장에 도착되어야 하므로 이 작업은 꼭두새벽에 해야만 했다. 새끼돼지를 포함하여 사육되는 약 360마리 가운데 120킬로그램 무게의 돼지들이 이번에 출하된다.
 한창 자고 있던 돼지들은 기분이 나빠질 대로 나빠져서 밀고 당겨도 전혀 말을 듣지 않고 바위처럼 바닥에 배를 깔고 엎드려 있다가 갑작스레 다른 방향으로 달아나버린다. 밖으로 끌어내는 작업만도 만만한 일이 아니었다. 돼지우리 입구에 수십 마리를 모아 체중을 재고 트럭에 태우는 일로 1시간이 넘게 흘러가버렸다. 작업이 끝나고 유통업자가 계산기를 두드려 보여준 돼지 값은 참으로 어이없이 작았다.

한 마리당 가격은 약 2만4000엔 한화 24만원. 내가 놀라서 한참이나 계산기를 들여다보니 농가의 주인인 나가이 씨(가명, 51세)가 쓴웃음을 지으며 말했다.

"우리 농가는 새끼가 태어나서 출하될 때까지 약 7개월 정도 걸립니다. 효율성이 좋은 양돈농가는 아니죠. 그래서 사료값이 판매가보다 더 높을 때가 종종 있습니다. 그럴 때는 돼지 엉덩이에 돈을 붙여서 출하하는 기분입니다."

현재 일본의 양돈농가는 약 1만 가구. 일이 워낙 혹독한데다 수입 돼지고기와의 경쟁이나 확장되는 주택지의 냄새, 소음에 대한 민원 때문에 전·폐업이 잦아져 최근 5년간 농가 수는 반으로 줄었다.

나가이 씨가 돼지 배설물을 청소하는 스크레이퍼라는 T자 모양의 막대를 주면서 이렇게 말했다. "양돈은 똥과 병과의 싸움입니다."

일본 양돈 농가는 보통 500마리 이상 키우는 곳이 대부분이다. 나가이 씨의 양돈은 소규모에 속한다. 그렇지만 성장 후 하루에 6~8킬로그램이나 먹이를 먹는 돼지 배설물 처리는 보통 일이 아니다.

울타리의 빈틈에 스크레이퍼를 밀어 넣고 돼지 엉덩이 밑으로 작은 산처럼 쌓인 대변을 긁어내서 일륜차에 쌓아올리는 작업은 1시간이나 계속되었고 이내 허리가 뻐걱거리고 팔 근육이 피로감에 덜덜 떨리고 있었다.

작업은 구부린 자세로 해야 하는데 언제나 얼굴 앞에는 돼지의 엉덩이가 흔들거리고 있었다. 만약 배설이나 배뇨를 해버려서 내 몸에 튀기라도 하면 피곤함은 극에 달하고 그만 "베이컨으로 만들어 버리겠다" 는 말이 입 밖으로 슬그머니 나와버린다.

배설물 치우기, 사료 주기, 돼지우리 수리와 청소…여기에 나가이 씨가 경작하는 2헥타르의 밭일까지, 할 일은 산더미처럼 쌓여 있다.

저녁때 다시 배설물을 치우고 사료를 주는 작업은 반복되었고 뒷정리를 끝내고 진흙투성이 장화를 벗을 즈음은 오후 8시쯤이었다. 이런 노동을 나가이 씨는 고등학교 졸업 후 30년이 넘도록 쉬지 않고 계속해 왔다.

"살아있는 동물이니 명절에도 쉬지 못해요. 아내하고 결혼한 지 21년이 되었지만 여행가서 숙박을 한 적이 한번도 없어요."

나가이 씨가 가장 신경 쓰는 것은 돼지의 건강이다. 돼지는 1회 출산으로 약 10마리의 새끼를 낳지만 성장하기까지 3분의 1은 병으로 죽는다고 한다. 가장 많은 병이 호흡기계 감염증으로, 수년 전에는 출하직전에 돼지가 폐렴에 걸려 수 십 마리씩 픽픽 쓰러졌다고 한다.

내가 신세지고 있던 동안에도 어제까지 건강했던 돼지가 아무런 예고도 없이 두 마리나 죽었다. 충분히 비육한 돼지에게는 한 마리당 사료 값만으로 1만 엔 한화 10만원 이상이 들어가는데, 이렇게 출하 직전 돼지가 죽는다는 건 돈을 하수구에 버리는 것과 같은 피해이다.

그는 돼지가 폐렴을 일으킨 경우에만 전염을 막기 위해 항생제를 소량 주사한다. 투약 방법은 사료에 섞는 방법도 썼지만 수년 전부터 질병에 걸렸는지 확실하지 않는 돼지까지 항생제를 먹어버리는 것을 막으려고 이 투약법을 과감히 그만두었다.

"예전에는 제약회사의 투약 프로그램에 따라서 약을 구입했습니다. 20킬로그램 한 포에 2만 엔(한화 20만 원)부터 비싼 건 10만 엔(한화 백만 원)이나 해서 약값에 치여 경영이 어려울 정도였죠. 그런데도 효과는 그다지 없었어요. 병은 만성적으로 발병했고 그 때마다 몇 퍼센트씩 돼지가 죽었어요. 항생제를 사용하면 병이 단번에 낫는 듯이 보여도 실은 그렇지 않았습니다. 약을 계속 사용해서 내성균이 생기기 때문이죠. 내성균이 생기면 아무리 항생제를 써도 병이 낫질 않습니다."

그래서 현재 그는 되도록 과밀한 사육을 피하고 사료에 풀, 나뭇잎을 함께 주면서 돼지 스스로가 면역력을 높이도록 하는 사육방식을 실천하고 있다.

이처럼 치료용으로 쓰는 항생제는 농가 의지로 얼마든지 피할 수 있으나 배합사료에 이미 들어 있는 성장촉진용 항생제는 피할 수가 없다. 배합사료란 옥수수나 고량, 콩 찌꺼기 등을 주원료로 동물성 유지방이나 발육에 필요한 영양소를 적절하게 섞은 사료를 말한다. 제조회사는 탱크로리 차를 보내서 농가의 사료 탱크에 직접 공급하거나, 20킬로그램씩 포장해서 배달하기도 한다.

양돈 사료는 포유기용(체중 30킬로그램 이내)이나 새끼돼지용(30킬로그램 이상, 70킬로그램 이내), 종돈용, 육돈용 등으로 나눠진다. 포유기나 새끼

돼지 배합사료는 성장 속도를 높이고 체중이 단기간에 증가하도록 성장촉진용 항생제를 ppm단위 100만분의 1의 농도로 미리 섞어서 팔고 있다.

나가이 씨가 구입하고 있는 배합사료의 성분표를 보면, 포유기용 사료의 항생제는 에프로트마이신이 역가 1톤당 6그램, 황산 콜리스틴이 역가 20그램 포함되어 있고, 새끼돼지용 사료에도 에프로트마이신이 역가 2그램, 데스토마이신A가 역가 6그램 혼합되어 있었다.

"이미 섞여서 들어오는 사료의 특정 성분을 골라내기란 불가능하죠. 솔직히 사료첨가용 항생제도 안 쓰고 싶지만 이것만은 어떻게 할 수가 없어요. 솔직히 성장촉진 효과는 느낄 수 없습니다만…그래도 불안하니까. 그런 불안심리를 알고 제조회사는 항생제는 물론 비타민에 미네랄까지 여러 성분을 섞어 넣죠. 문제는 사료나 약을 팔 때 제조회사는 좋은 말만 한다는 것입니다. 내성균이나 다른 문제가 있다는 것은 말하지 않고 일방적으로 장사만 하려고 들지요. 사료 회사나 제약회사에게 축산농가는 그야말로 봉입니다"

나가이 씨처럼 면역력을 높여 건강한 돼지를 사육하려는 마음으로 효율이라는 유혹을 떨쳐버리고 수입의 감소를 참아낼 수 있다는 것은 누구나 할 수 있는 쉬운 일이 아니다.

일하는 사람이 고령자이거나 부채가 많은 농가, 위생관리가 부실한 농가에서 특히 손실을 두려워하다 못해 '약제 신앙'이 강해진다고 그는 말했다.

병에 걸려서 격리되는 돼지, 또 수의사의 진료도 점점 늘어만 간다. 엄청난 노동에 축산농가가 혹사당하는 것을 생각하면 양돈농가가 항생제에라도 의존해서 조금이나마 노동을 덜고 싶다는 생각이 어쩌면 당연한 일인지도 모른다.

〉〉〉 우리나라 생협의 돼지 생산농가

우리나라에서 건강하게 사육되는 돼지는 과연 어떠할까? 생활협동조합에 돼지고기를 공급하고 있는 ㈜자연농업의 철원지역 생산자 김종유 씨의 돼지축사에서는 분뇨 냄새가 전혀 나지 않는다. 한겨울에도 문을 활짝 열어 두고 있으며, 축사 바닥에 깔린 흙을 집어 냄새를 맡아보아도 신기할 정도로 아무런 냄새가 나지 않았다.

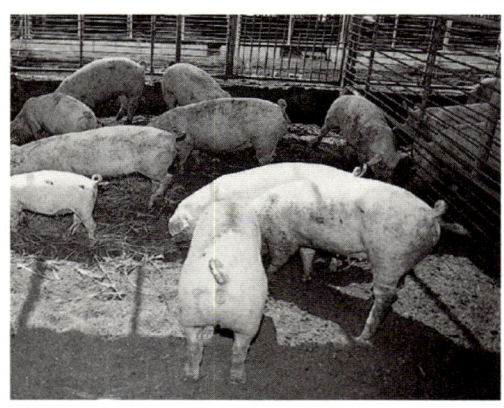

축사 바닥은 흙바닥에 톱밥을 1미터 가량 두껍게 깔고 그 위에 천연녹즙을 뿌린다. 천연녹즙은 아카시아, 쑥, 미나리 등을 흑설탕과 1:1 비율로 섞어 유약을 바르지 않은 옹기에서 일주일간 숙성시킨 일종의 효소이다. 이는 공기에 떠다니는 호기성 미생물을 불러들여서 축사 바닥에는 미생물들이 왕성하게 번식할 수 있다. 따로 미생물제를 뿌리지 않아도 돼지의 변으로 나온 유기물들이 바닥에 사는 미생물에 분해 되어 악취가 사라지며 돼지의 소화기능을 좋게 한다.

㈜자연농업은 이런 미생물조차도 지역환경에 맞는 것을 사용할 것을 고집하여 철저하게 지역 미생물을 채집하고 증식시키는 방법을 사육농가에 권장하고 있다. 지역 미생물을 수집하는 과정은 삼나무 통에 고두밥을 3분의2 가량 넣고 한지로 덮

어서 대나무 숲이나 활엽수가 많은 뒷산의 낙엽이 수북한 곳에 둔다. 고두밥에는 호기성 미생물이 달라붙어 증식되면 천연녹즙과 함께 증식하여 각종 유기농사와 양돈에 사용하고 있다.

건강한 돼지로 키우기 위해서는 물론 축사의 공기도 깨끗하게 환기되도록 해야 한다. 이곳은 일반 농가의 돈사와 달리 공기가 잘 통하게 설계하여 더위에 약한 돼지들이 여름을 잘 날 수 있다. 겨울에도 열기로 후끈거리는 일반 돈사와 달리 찬바람이 드나들도록 문을 열어둔다. 이웃한 돈사는 꽉 막히고 좁은 공간에서 서로 엉키듯이 앉아 거의 움직임이 없는 반면에 이 곳 돼지들은 구경하는 사람들을 쫓아다니며 못살게 굴 정도로 활발하게 움직이고 있었다.

사료는 지역 정미소와 계약을 하여 도정에서 나오는 쌀겨와 각종 곡류 찌꺼기를 쓴다. 농가 주변에 나는 풀, 겨울 동안에는 풀을 발효시킨, 사람의 음식으로 말하자면 일종의 김치와 같은 엔실리지를 저장해두었다가 먹이고 있다. 이외에도 음식물 찌꺼기를 발효시켜 먹이기도 하는데 규모가 큰 농가의 경우는 자체 발효사료기를 사용하고 작은 농가들은 지역별 발효공장을 만들어 함께 사용한다. 이 방식은 배합사료 없이 돼지를 키울 수 있지만 사료 비용이 높아서 돼지고기 가격도 높아질 수밖에 없다.

김종유 씨의 농가는 어린돼지를 사와 키우지만 (주)자연농업의 숙련도가 높고 규모가 큰 농가에서는 자체적으로 교배시켜 새끼돼지를 받기도 한다.

항생제나 성장촉진제와 같이 동물약품을 전혀 사용하지 않는 이와 같은 돼지들은 일반 농가보다 폐사율이 전반적으로 약간 더 높고 사육 기간도 10~15퍼센트 정도 길어진다.

5〉닭

만원 버스 브로일러산업

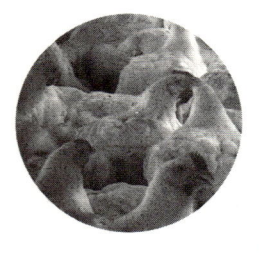

닭고기는 안전한가?

두 개 이상의 항생제에 항상 절어 있는데도 건강식품이라고 오해하는 것이 닭고기이다. 브로일러 Broiler, 식용 양계 산업은 가장 강력한 내성균을 만들고 있으나 이에 대한 과학적 연구는 전혀 이루어지지 않고 있다.

병원에서 다수의 사망자를 내는 반코마이신 내성 장구균인 VRE는 다제내성균 多劑耐性菌 으로, 1974년부터 유럽에서 아보파신이라는 항생제를 닭과 돼지에게 사용하면서부터 발생했다. 1980년 이후 닭고기와 돼지고기에서 검출되기 시작하여 세계로 퍼져나갔다. 또 닭과 돼지뿐만 아니라 사람에서도 VRE가 검출되기 시작하였다.

VRE는 1998년에 일본이 수입한 닭고기 중 프랑스산 닭고기의 50퍼센트, 태국산의 21퍼센트, 브라질산의 9퍼센트에서 검출되었다. 유럽에서는 전체 닭고기 가운데 50퍼센트에서 VRE가 검출될 정도로 확산되어 있다. 그러다가 1997년 유럽연합과 1998년 태국과 브라질이 VRE를 발생시키는 〈아보파신〉의 사용을 금지하자 수입 닭고기에서의 VRE의 검출률도 낮아지고 있다.

이처럼 강력한 내성균이 퍼져가는 경험을 통해 EU는 2006년부터 한 가지를 제외한 모든 항생제의 사료첨가를 금지했다. 일본 역시 1997년까지 아보파신을 사용했으며 일본산 닭고기에서도 VRE가 검출되었다. 검출률은 낮은 편이었으나 일본의 닭고기도 VRE와 무관하지 않다.

닭 수용소의 심각한 실태

브로일러 산업이 얼마나 심각한 환경에서 닭을 사육하는지 살펴보도록 하자. 현장에 직접 가 보면 왜 강력한 내성균이 생길 수밖에 없는지 바로 이해할 수 있다.

브로일러는 인가가 드문 곳에 단층으로 지은 닭장에서 짚이나 겨, 톱밥을 콘크리트 위에 깔고 닭을 키운다. 돼지와 같이 닭의 생활면적을 따져보면 대략 1평에 30~50마리이다. 병아리들은 그나마 움직일 수 있는 공간이지만 다 자란 닭들은 겹겹이 생활하지 않으면 안 된다.

계사의 크기에 따라 차이가 있지만 보통 수 천, 수 만 마리가 한데 모여 생활하고 있어서 한 마리라도 감염이 되면 순식간에 병이 퍼지는 최악의 상황으로 변한다. 돼지와 같이 외부와 격리하고 차단하려는 이유 역시 감염 때문인 것이다.

사육일수는 통상 37일에서 55일이나, 고기의 사용목적에 따라 출하 시기가 정해진다. 창문을 닫고 서로 볼 수 없게 실내를 어둡게 한 과밀 사육장에서는 스트레스를 받은 닭이 싸움조차도 할 수 없는 환경에서, 운동으로 인한 열량의 낭비를 막고자 어떤 움직임도 허락하지 않는다. 겨우 모이나 물을 먹을 수 있을 만큼의 소량의 빛을 24시간 내내 유지하거나, 1시간은 불을 켜고 다시 2시간 동안 끄는 방법으로 닭은 하루 종일 먹기만 한다. 닭들은 빠르게 살이 찌지만 움직이지 못해 다리가 퇴화하여 출하할 무렵에는 자기 체중을 지탱하지 못해 앉아 있는 닭도 많다. 당연히 고기는 탄력이 없고 맛도 없다. 비좁은 계사에서 닭이 뿜어내는 체열로 폐사하는 것을 방지하기 위해 커다란 선풍기를 틀어놓는 사육방법은 결국 계속적인 항생제 사용을 피할 수 없게 된다. 2~3퍼센트에 이르는 폐사 비율은 양계 기술의 발전으로 최근에는 항생제의 지나친 과다사용이 거의 없다고 한다.

그러나 브로일러산업에 사용되는 항생제의 무서움은 따로 있다.

브로일러산업은 생산에서 판매까지 거의 완벽하게 조직적으로 이루어진다. 대기업은 사료공장, 생산자, 해체처리장, 판매처 등을 각자 거느리고 시장에서 경쟁을 하고 있다. 물론 질병예방과 성장촉진 효과가 있다는 수 종류의 항생제를 첨가한 사료를 먹이고 있다.

사료첨가용 항생제는 옅은 농도로 사용되지만 살균력이 약해 살아남는 균이 많고 이는 닭의 장에 곧바로 다제내성균으로 정착한다. 이 단계의 장내 내성균은 항생제 농도를 진하게 주면 바로 죽는 것이 많아서 치명적인 사태로까지 되지는 않는다. 가장 심각한 문제는 사료첨가용 항생제가 미생물에게 항생제를 견딜 수 있는 갖가지 방법을 준비하게 한다는 것이다.

강력한 내성균이 선별되는 브로일러산업

사료첨가용과 더불어 동물용 의약품 항생제를 같이 사용하면 단번에 무서운 내성균이 생기게 되어 강력한 항생제로도 치료는 불가능하다. 만약 이 내성균이 사람에게 감염된다면 효과 있는 항생제가 없어 운이 나쁘면 죽을 수 있다. 또 동물에 있는 내성균이 그대로 인간에게 전염되지 않는다 하더라도 내성 유전자가 사람의 정상균에 들어오면 심각한 결과를 가져온다. 몸 상태가 좋지 않을 때 발병하

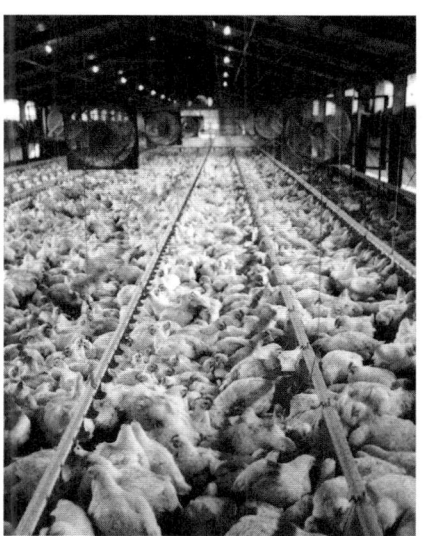

브로일러 식용 닭

마구 뒤엉킨 초과밀 상태로 살만 찌게 하는 브로일러 산업. 체열로 죽는 것을 방지하기 위해 큰 환기팬을 설치했다. 닭에 병이 오면 순식간에 퍼져서 미리 여러 종류의 항생제를 사료에 섞는다.

면 항생제가 듣지 않아 치료시기를 놓쳐버릴 수 있기 때문이다. 이러한 위험 때문에 동물용 의약품은 수의사의 처방전이 없으면 사용할 수 없도록 규제하는 것이다.

그러나 브로일러산업은 수의사를 고용해서 얼마든지 처방전을 발행할 수 있으며 사료에 첨가하는 것이 금지된 항생제를 사료에 섞거나 물에 녹여서 쓰고 있다. 치료라는 미명 하에 대량의 항생제를 사용하는 것은 공공연한 비밀이다. 이를 잘 아는 업계 사람은 "20년 전보다는 상당히 개선됐다"고 말한다. 백신이 많이 개발되어 그만큼 항생제에 의존하지 않을 수 있다는 말이다. 그러나 그 동안 지속적인 항생제 투여로 내성균은 이미 단련될 대로 단련되었다.

지금까지의 설명에 따르면 내성균 문제가 심각한 먹거리 생산현장은 브로일러산업에 비해 항생제 사용량이 몇 배나 많은 양돈업이 더 위험하다고 보일지도 모른다. 그러나 브로일러는 매우 큰 문제를 낳고 있다.

브로일러 산업은 매우 강력한 내성균을 만들어내는 메커니즘을 가지고 있다. 여러 종류의 항생제를 동시에 투여하는 닭의 장에는 다제내성균이 만들어진다. 다제내성균은 항생제와 함께 배설물로 배출되고 사육장 안의 열로 배설물은 건조된다. 짚과 대변이 뒤엉켜 있는 닭장 바닥에 손을 넣었더니 보송보송한 느낌이 날 정도로 건조되어 있었다. 이것이 소나 돼지와 다른 점이다. 소나 돼지의 대변은 축사 안에서 이렇게 건조되지 않는다.

닭똥이 건조되면서 항생제의 농도는 높아지고 고농도에 견딜 수 없는 내성균은 차츰 죽어 간다. 그러나 다시 닭똥을 쪼아 먹는 닭에게 고농도에도 살아남은 강력한 내성균이 다시 체내로 되돌아가는 일이 악순환이 생긴다. 다시 체내로 들어간 내성균은 최적의 환경을 얻게 되어 장내에서 증식하다가 대변에 섞여 밖으로 나와 더욱 단련되어 또 다시 닭의 장으로 되돌아가는 강력한 내성균의 생산구조는 고농도 항생제에도 견딜 수 있는 강력한 내성균을 선별해 증식시키는 거대한 배양장치가 되어버린다.

병원으로 침입하는 강력한 내성균

이제 강력한 내성균과 인간이 어떻게 연관되는지 살펴보도록 하자. 분업화한 브로일러 산업은 생산을 맡겼던 대기업의 구매담당자들이 와서 닭을 출하해 가고 다음날 닭똥이 수거되며, 마지막 날 소독 전문가가 찾아와 닭장을 소독하는 일련의 과정을 거친다. 그리고 며칠 후 새로운 병아리가 들어온다. 한 주기가 끝나고 새로운 생산이 또 시작되는 것이다. 양이 넘쳐서 모두 다 수거하지 못한 닭똥은 일부 소각되는데, 내성균만 놓고 보면 소각하지 않은 닭똥이 문제다.

브로일러산업에서 배출하는 닭똥은 항생제로 인하여 발효가 잘 되지 않는다. 완전히 발효되지 않아 품질이 떨어지는 퇴비는 펠릿 모양으로 압축해서 사용하기에 편해 상품가치가 높다. 이처럼 다제 내성균이 포함된 퇴비에는 메티실린 내성 황색포도상구균인 MRSA의 유사균도 다량 포함되어 있다.

일본 전역에서 닭똥은 유기비료로 사용되고 있으니 생채소나 과일 모두가 강력한 다제내성균에 오염돼 있을 가능성이 크다. 결국 브로일러산업이 만드는 내성균이 소비자에게 올 가능성은 상당하다고 할 수 있다.
 물론 병원에도 침입한다. 위생을 중요시하는 병원으로 균이 들어가는 경로도 다양하다. 딸기나 토마토 꼭지에 붙은 내성균은 햇볕을 쪼여도 좀처럼 죽지 않으며 간단하게 씻어내기도 어렵다. 이런 식자재가 병원에서 급식될 경우 항생제가 투여되는 환자의 장에서는 다제내성균이 한꺼번에 증식될 가능성이 크다. 인간의 의료시스템을 파괴할 수도 있는 강력한 브로일러산업의 내성균 대책은 너무도 시급하다.

땅은 가축의 음식

 사람과는 달리 닭이나 가축들은 흙과 살아 있는 미생물이 붙어있는 음식을 그대로 먹는다. 그 음식에 항생제를 넣으면 미생물의 세계에 영향을 미쳐 여러 종류의 내성균이 생긴다. 가축은 땅 속에 무한정 존재하는 균과 직결되어 있다. 가축에 항생제를 쓸 때 이 점을 중요하게 생각해야 한다.
 그렇다면 항생제가 없이는 식용 닭을 경제적으로 키울 수 없을까? 이미 대형 슈퍼에서는 무항생제라고 표시하여 다른 것에 비해 20퍼센트 정도 비싼 가격의 닭고기가 팔리고 있다. 닭장을 잘 소독하고 위생적으로 닭을 키운다면 항생제를 사용하지 않고도 생산할 수 있지만, 상대가 병원균이므로 위생관리가 그리 간단하지는 않다.
 충분한 경험이 뒷받침되지 않는다면 걷잡을 수 없는 질병을 막을 수 없어 다시 항생제로 되돌아가거나 자칫 폐업으로 이어지는 큰 타격을 입을 수도 있다.

품질 좋고 안전한 식용 닭 생산지, 요네자와코 목장에서는 환기가 잘 되고 자연광을 쬘 수 있는 좋은 환경에서 자가배합한 사료로 식용 닭을 키우고 있다. 일반 농가보다 사육 수를 반으로 줄여 20마리가 한 평에서 자란다. 이 곳은 항생제 등의 약품을 일체 사용치 않고 미생물 기술만으로 생산 체계를 완성하여 식용 닭 생산의 교본이라고 부를 만한 기술과 경험을 가지고 있다.

　닭장 주변 역시 제초제를 뿌리지 않고, 사료와 닭장에서 유용균이 살 수 있는 환경을 만들어 소독이 필요없다.

　유용균으로 발효시킨 먹이와 식수는 면역력이 약한 병아리를 건강하게 키우는 기술의 기본이 된다. 유용균이 가득한 입안에서부터 병원균의 침입을 막는 원리인 것이다. 물론 배설물에도 유용균은 잔뜩 함유되어 있다. 여러 유용균으로 장(腸)을 자극 받은 닭은 면역력이

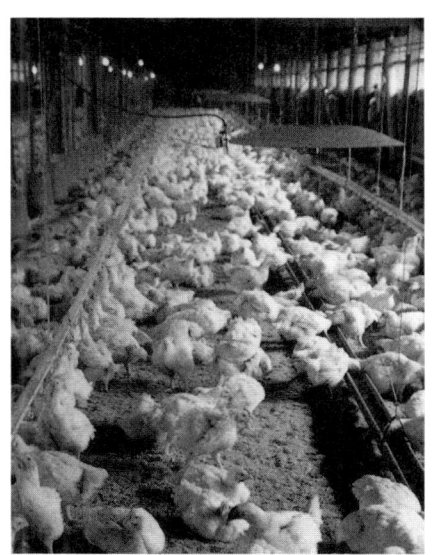

건강한 식용 닭

마리 수를 줄이고 환기와 햇볕을 쬘 수 있는 우리에서 항생제를 먹이지 않는 건강한 닭. 물과 먹이를 유용한 균으로 발효시키고 유용균으로 질병을 예방하는 요네자와코 목장. 병이 없어 항생제는 한번도 사용한 적이 없다.

높아져서 건강하게 자랄 수 있다. 때문에 닭이 조금 자란 후부터 사람이 닭장에 들어가서 견학할 수도 있다.

　이들의 기술은 사실 간단한 원리에 의한 것이다. 그러나 항생제를 배제하면서 철저하게 유용균을 이용하는 기술을 쌓은 점은 존경할 만 하다.

>>> 우리나라 생협의 닭고기 생산자

경기도 화성시에 위치한 씨알축산의 삼현농장은 생활협동조합에 닭고기를 공급하는 농가로 총 면적 3000평에 계사 4동과 왕겨창고가 자리하고 있다.

삼현농장은 건강한 닭을 길러내기 위해 환경과 사료에 많은 노력을 기울이는데 일반 양계는 150평 계사에 1만5000마리의 닭을 수용하지만 이곳에서는 5000마리를 키우고 있다. 바닥 흙 위에 토양미생물제를 깔고 다시 왕겨를 3~5센티미터를 깐 다음 한번 더 미생물제를 뿌려서 닭은 미생물제를 쪼아 먹으며 자란다. 이러한 환경은 닭의 위를 튼튼하게 하며 질병 예방은 물론 닭똥 악취도 방지하고 있다. 이 때문에 동물용 의약품을 전혀 사용하지 않으며 닭을 기를 수 있지만 일반 양계농가보다 사육 중에 죽는 폐사율은 높다. 일반 농가의 폐사율은 5퍼센트 정도인데 삼현농장의 경우 15~20퍼센트 정도에 이른다.

출하할 때까지 이뤄지는 백신 투여는 부화장에서 어린 병아리를 사온 후 한번 진행된다. 닭에 발생하는 뉴캐슬 병은 법정 전염병으로 지정될 만큼 흔한 질병이지만 건강하게 자랄 수 있는 환경을 만들어준 삼현농장은 병아리에 1회 실시되는 백신 접종만으로도 질병을 예방할 수 있다고 한다. 백신은 생독백신(생균제, 살아있는 미생물)을 사용한다. 사료는 성장호르몬제, 항생제, 설파제, 착색제, 항곰팡이제 등을 첨가하지 않은 사료를 특별히 주문해 사용한다. 이렇게 기르는 닭은 삼계탕용은 35일, 일반식용은 45일 사육된 후 출하한다.

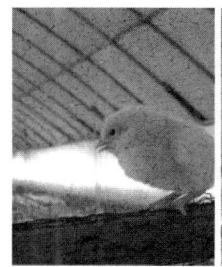 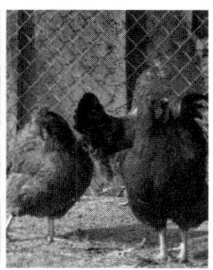

〉〉 성장촉진제라는 미신
오래된 관행을 버릴 용기가 필요하다

항생제의 성장촉진 작용은 근거 없다

항생제를 사료에 첨가하는 가장 큰 이유는 가축을 살찌우려는 목적 때문이다. 페니실린으로 시작된 항생제 생산이 활발해진 1940년대 중반 미국에서는 항생제 찌꺼기를 사료에 섞었더니 병아리 성장이 좋아졌다는 발표가 있었다. 이후 수많은 농장에서 가축을 빨리 자라게 한다는 항생제를 사료에 첨가하게 되었는데 여기서 한 가지 의문이 생긴다.

항생제는 세균이나 곰팡이 등 미생물이 만들어내는 인공물질로, 다른 미생물의 발육을 막거나 방해하여 생존 경쟁을 유리하게 전개시키기는 기능을 한다고 알려져 있다. 이른바 라이벌을 없애는 물질인데 항생제를 사료와 함께 먹인다고 동물의 발육이 좋아진다는 것은 선뜻 이해가기가 힘들다. 그렇다면 사료에 섞인 항생제는 가축의 체내에서 도대체 어떤 기능을 하는 것일까?

일본 농업 당국에서 설명하는 항생제의 성장촉진 기능은 이랬다.

"장관 내의 정상균주 대장균이나 장구균 등 장내에 항상 서식하고 있는 균의 집합체를 조절하여 영양흡수를 좋게 하는 것 같다. 그러나 균이 어떤 작용에 의해 어떠한 메커니즘을 가지고 있는지는 애매모호한 것이 사실이기는 하다."

일본 과학사료협회가 발행하고 있는 전문서에는 이렇게 기록되어 있다. "항생제의 성장촉진 효과에 대해서는 항생제가 소화관 내 유용세균의 발육을 도와서 유해세균을 줄이거나 약화시킨다는 점, 영양 흡수가 개선된다는 등의 다양한 설이 있다"

어떻게 된 것일까? 미국에서 성장촉진 효과가 있다고 선언한 후부터 첨가된 항생제는 50년 이상 지났어도 아직 그 과학적 정설을 얻지 못하고 있다.

과학적 정설이 없다면 항생제의 종류와 조합, 적정치 등을 지정하는 데에 있어 과학적 데이터가 아니라 경험에 근거하고 있다는 것이다. 즉 효과가 있는지 없는지는 실제로 항생제를 섞은 사료를 가축에게 먹여 봐야 비로소 판단할 수 있다는 말이기도 하다.

1977년도부터 1997년도까지 일본에서 실시한 〈사료첨가물 가축의 발육에 미치는 영향조사 시험보고서〉에 의하면 옥시테트라사이클린, 인산타이로신, 치오펩틴, 마칼보마이신 등 네 종류의 항생제를 선정하여 가축 발육효과를 조사한 결과 1~4퍼센트의 체중이 더 늘었으며, 치오펩틴의 경우는 무첨가에 비해 오히려 성장이 좋지 않았다고 한다.

보고서는 그 밖에도 사료 섭취량, 사료요구율 섭취량÷증체량, 건강상태 등에 미친 영향을 기술하고 있는데 이를 종합하여 분석한 결과 "〈옥시테트라사이클린〉과 〈마칼보마이신〉의 경우 사료 요구율에 대해서 효과가 인정되나 〈타이로신〉과 〈치오펩틴〉은 시험에서 사료 첨가물의 효과가 인정되지 않았다"고 단언하고 있다.

10회분의 시험결과가 기록된 보고서 전체를 뒤져봐도 뛰어난 효과가 있다는 결론만 있는 것이 아니라 "첨가효과가 인정되지 않았다, 특이한 경향을 볼 수 없었다, 안정된 효과를 기대할 수 없다"는 부정적인 평가도 자주 발견되고 있었다.

어떤 동물에 투여하느냐와 어떻게 투여하느냐에 따라 분명 차이가 있을 수 있으므로 이 보고서가 항생물질의 성장촉진 효과를 정확히 판단했다고 보기는 어렵다. 그러나 공신력 있는 기관의 조사결과에서도 항생제의 성장촉진효과에 의문을 가지고 있는 치오펩틴은 1977년, 1979년, 1984년 등 총 3회나 시험품목으로 선정되었고 그 때마다 유의한 효과가 없다는 결과에도 불구하고 2003년 8월 현재까지 사료첨가물로 지정되어 닭과 돼지에게 먹이고 있다.

사료에 첨가하는 항생제의 효과를 조사하는 과정에서 만난 전문가들도 효과가 있다 혹은 없다 로 상반된 의견을 내놨다. 그러나 무엇이 맞고 틀린지 양측이 겨룰 게 아니라 그 효과가 미묘한 것이라면 엄격하게 사용하도록 관리해야 한다. 아니 명확한 효과가 없는 약제는 내성균 문제를 막기 위해서라도 금지시켜야 한다.

2003년 3월 〈코덱스 CODEX,국제식품규격위원회 동물사료 위원회〉는 '대중의 건강과 안전이 지켜지지 않는다고 판단될 경우' 라는 조건부로 항생제를 성장촉진 목적으로 사료에 이용해서는 안 된다고 결정했다. 내성균 문제로 봤을 때 사료첨가용 항생제는 결코 안전하다고 할 수 없으므로 이러한 합의는 실제 〈금지〉나 마찬가지이다.

항생제의 사료첨가를 원점에서 재검토하고 내성균 문제에 맞서는 일은 바야흐로 국제적인 흐름이 되었다. 세균감염으로부터 우리를 지켜 주던 항생제는 이제 내성균의 맹공 앞에 무너지려 한다. 끊임없이 나타나는 내성균에 대항하는 항생제의 개발도 한계에 달해, 세균감염에 대항할 수단을 잃어버릴 처지에 놓였다.

인간이 할 수 있는 일은 단 하나이다. 항생제의 남용을 막아 내성균의 발생을 억제해야 한다. 하지만 식품의 생산현장에까지 광범위하게 침투한 '오래된 관행'은 그것을 버리는 데에도 과감한 용기를 필요하게 만들었다. 그러나 세균감염으로 목숨을 잃고 싶지 않다면 항생제는 필요한 양만 쓰고 최대한 낮추려고 노력해야 한다.

6〉달걀

커지는 달걀의 위험

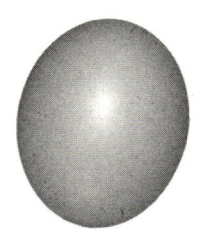

달걀껍질에도 달라붙는 내성균

달걀의 신선도는 보통 노른자와 흰자의 부풀어 오른 상태로 판단한다. 보통 높게 부풀어 올라야 신선한 달걀로 여긴다. 그러자 사료에 흰자 응고제를 넣어 오래된 달걀이라도 신선하게 보이려는 업자들이 생겨나기 시작했다. 달걀의 세계도 요지경이다.

안전기금은 『위험해! 먹지마』라는 책에서 특수 영양소가 많이 함유됐다는 기능성 달걀에 대해 경고한 바 있다. 그러자 한 독자가 알을 낳는 닭 채란계에 사용하고 있는 항생제 목록을 보내 왔다.

그것을 단서로 조사한 결과 일본에서는 5가지 항생제의 사용이 허가되어 32개의 상품이 판매되고 있었다. 채란계도 돼지나 브로일러 못지않게 항생제를 쓰면서 키우는 현실이다.

채란계 항생제는 두 가지로 요약할 수 있다. 채란계에게는 항생제를 사료첨가물로 사용해서는 안 된다는 것, 수의사의 처방전이 필요한 동물용 의약품 항생제는 알에 영향이 주지 않도록 사용할 수 있다는 것이다. 이 단서를 숨겨둔 채 버젓이 항생제를 쓰고 있으면서도 채란계는 항생제를 사용하지 않는다고 말해온 것이다.

항생제의 잔류문제만 거론한다면 알에게 옮겨지느냐가 관건이겠지만 내성균은 항생제 사용 자체가 문제이다.

채란계에 허가된 항생제는 사용 기간을 제한하는 종류와 언제든지 사용이 가능한 종류로 나뉜다. 카나마이신 항생제를 사용할 경우 달걀을 10일 동안 먹을 수 없게 규제하고 있는데 이 같은 항생제들은 17가지나 된다. 달걀에 잔류 위험이 없다고 언제든지 사용할 수 있는 암피시린산과 같은 항생제는 15종이 있다.

업계의 속사정에 정통한 한 전문가에 의하면 1980년까지 채란계에도 항생제가 자주 사용됐으나 백신이 보급된 이후부터 항생제 사용이 줄었다고 한다. 그렇다고 해도 항생제를 사용 하지 않는다는 신화 뒤에 감춰진 이 많은 항생제의 존재에 우리는 어이가 없었다.

브로일러에 비해 채란계에서 사용하는 항생제가 적은 것은 사실이다. 이는 병아리와 어미 닭의 병에 대한 저항력의 차이에서 비롯된다. 당연히 질병에는 알을 낳는 어미 닭보다 브로일러의 병아리가 훨씬 취약하다. 반면 항생제를 쓴다면 달걀 껍질에도 내성균은 붙어 있을 수 있다.

마리당 사육면적을 규제하는 EU

알을 낳는 닭은 달걀을 수거하기 쉽고 땅에서 병균이 잘 옮지 못하도록 6~8단으로 겹겹이 쌓아 올려 마치 닭의 숲마냥 보이는 사육장에서 살아간다.

　사료, 배설물, 달걀은 컨베이어 벨트로 자동처리하고 에너지 효율을 높이기 위해 내부의 밝기를 자유롭게 조절할 수 있도록 창문을 없앤다. 닭이 움직이지 않게끔 약간 어두운 조명을 설치하고 있다.

　오염된 실내공기의 환기를 중요시하지만 8단으로 쌓아 올려서 사방으로 날리는 배설물 가루로 인해 폐렴을 막기에는 역부족이다. 닭장은 가로세로 규격이 40×50센티미터가 일반적인데 보통 6마리씩 닭을 집어넣는다. 마리당 면적은 브로일러산업의 사육면적과 비슷한 셈이다.

　요오드나 비타민D, 철분을 다량 함유했다는 고가의 기능성 달걀도 일반 양계와 사육방법이나 닭장 면적도 동일하다. 닭이 먹지 않던 것을 먹여 오히려 스트레스를 불러와 그만큼 질병이 잦고 항생제도 더 쓰인다. 특수란이나 기능성 달걀을 비싼 값에 살 때, 일반 달걀보다 약을 더 먹인다는 점을 알아 두자. 나는 그래서 이를 '이상한 달걀'이라고 부른다.

　일반 달걀을 낳는 닭도 다 같은 방법으로 사육되느냐면 그렇지도 않다. 개중에는 아주 이상한 사육법으로 닭을 키우는 양계장도 있는데, 폭이 18센티미터밖에 되지 않는 곳에 2마리를 만원버스를 태우듯이 꾹꾹 밀어 넣는 것이다. 만원버스에서 우리 인간은 겨우 30분만 참으면 그만이지만, 알을 낳는 닭은 그 상태로 1년 동안 계속 알만 낳다가 그것으로 생을 마친다. 물론 이와 같은 예는 채란업계에서도 드물게 사용하는 사육방식이지만 세계 어느 곳에서나 과밀하

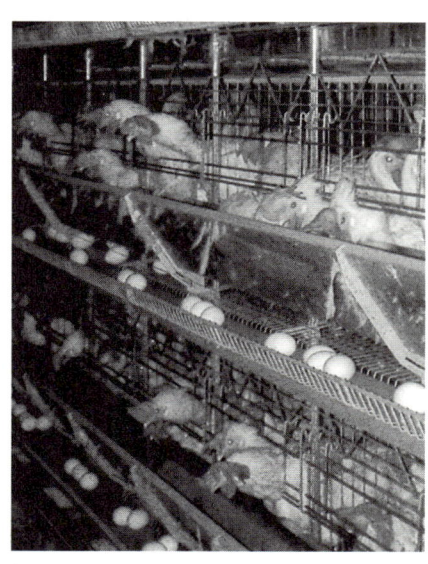

일반 양계

좁은 닭장에 6마리씩 닭을 넣어 7단에서 8단으로 겹겹이 쌓는다. 몸을 움직일 수 없을 정도인 닭은 잦은 병치레를 하고 이 때문에 항생제를 사용하는 양계장도 있다. 달걀에 영향이 없다며 알을 낳는 닭인 채란계에 항생제를 쓸 수 있게 한 법률은 내성균을 잘못 이해한 것이다. 달걀껍질에도 내성균이 살 수 있다.

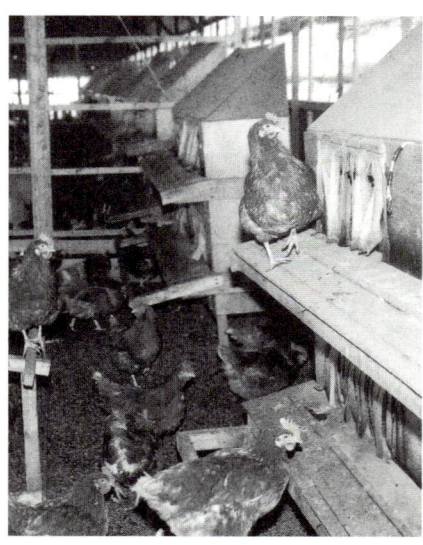

방사형 양계

홰와 산란상자가 있는 밝은 닭장에서 낳고 싶을 때 산란상자에서 알을 낳는 닭들. 닭의 생리에 맞는 양질의 먹이를 주고 유용한 미생물이 첨가된 물을 먹여 병이 거의 없다.
_ 토키와 양계의 방목양계

게 닭을 사육하는 근대 양계가 성행하고 있다.

　동물보호단체가 나서서 혹독한 사육방식을 개선하라는 대대적인 캠페인을 벌이자 유럽연합은 2003년부터 사육방식 규제를 단행했다.

　EU는 2003년부터 마리당 면적을 500~550㎠ 이상으로 늘리도록 규제하고 있으며, 2012년부터 마리당 750㎠ 이상으로 하도록 규제하며 홰, 인공둥지도 설치하도록 할 계획이다.

　이와 같은 EU의 규제는 세계적으로 확산될 것으로 보인다. 그것은 비싼 특수란을 찾는 소비자를 예를 들어 이해할 필요가 있다. 건강에 좋을 것이라는 오해로 생기는 특수란에 대한 수요는 결코 안전하지 않다는 정확한 정보가 주어진다면, 적어도 EU기준에 부합되는 달걀이나 평지에서 키운 달걀에 대한 수요로 옮겨 갈 것이다.

　거대 양계장의 신설은 중단해야 한다. EU의 규제는 각국으로 확대될 것이므로 대규모 시설 생산업자는 이제 큰 타격을 받을 것이 분명하다.

안전한 달걀의 특별한 맛

　EU보다 진보적인 방식으로 닭을 건강하게 사육하는 양계 농가는 일본에도 상당히 많다. 대표적 예가 아오모리 현의 토키와 양계이다.

　햇빛과 바깥 공기가 잘 들어오는 목조 건물은 태양빛과 유용미생물이 든 물로 살모넬라균을 예방하고 있다. 살모넬라균에 의한 식중독이 무서워서 날달걀을 먹지 못하게 된 지는 오래이다. 그렇지만 이곳 달걀은 예외이다.

　땅에서 분리된 닭장 사육방식은 질병에 덜 걸린다는 장점이 있지만, 일본의 경우 평지에서 사육한 닭의 달걀이 더 높은 등급과 인기를 얻고 있어서 토키와 양계 역시 평지 사육을 늘리고 있다.

마루에는 훈제 왕겨를 깔고 홰를 설치하여 산란 상자와 나무로 연결시켜서 알을 낳고 싶은 닭이 자유롭게 드나들도록 했다.

놀라운 점은 냄새가 전혀 나지 않는다는 것이다. 훈연한 왕겨가 냄새를 흡입하고 유용한 미생물과 미네랄이 든 물을 먹은 닭은 분비물에도 악취가 거의 없다. 닭의 건강에는 깨끗한 공기가 중요하다.

물론 배합사료와 첨가물은 전혀 사용하지 않는다. 면역을 기르는 백신만 사용할 뿐이고 항생제와 항균제는 전혀 사용하지 않는 이 달걀을 아오모리 지역 대부분의 슈퍼마켓에서 살 수 있다.

7〉양식어

항생제를 먹는 물고기

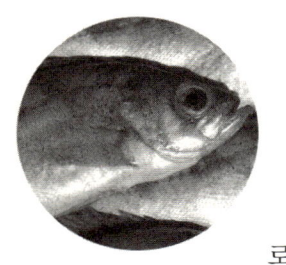

금지된 포르말린의 사용

2003년 4월의 일본 나가사키 현 조사에 의하면 현내 양식업자의 60퍼센트가 양식 복어에 붙은 아가미 벌레를 없애려는 목적으로 포르말린을 사용하고 있다. 포르말린은 독성이 강한 발암성 물질로 사람에게 유해한 것은 물론 양식장과 주변 바다를 오염시키는 독성물질이다.

일본은 1981년부터 사용을 금지했지만 병해충을 구제하거나 싼 값으로 어망을 소독하려는 양식업자들이 위법인 줄 알면서도 사용하고 있다. 물론 이러한 예가 가끔씩 언론을 통해 알려지고 있다.

양식장은 바다나 마을에서 떨어진 산속에 위치해 위법한 약제를 쓴다 해도 발견되기 쉽지 않다. 항생제도 업체의 과반수가 위법 약제를 쓴 것으로 나타났다.

일본은 2003년부터 모든 생선에 대해 〈포르말린〉, 〈마라카이트그린〉, 〈메틸렌블루〉 등의 허가되지 않은 약품을 사용할 경우, 벌칙금을 부과하도록 법을 보완하여 단속을 강화하고 있다. 그렇다면 합법적인 약제는 안전한 것일까?

아무런 제재 없이 살 수 있는 양식용 항생제

양식업에서도 항생제를 과거부터 사용하고 있다. 축산과 같이 두 가지 규제의 틀로 항생제 사용을 허가하고 있는데, 관계기관의 승인을 받아 허용 범위 내에서 자유롭게 생산자가 쓸 수 있는 수산용 의약품과 수의사 처방전에 있어야 쓸 수 있는 동물용 의약품이 있다.

수산용 의약품이라 불리는 약제는 법률상의 정의도 없다. 더욱 놀라운 것은 이것은 누구든지 원하는 만큼 살 수 있다는 것이다. 사람이 먹는 항생제는 처방전이 없으면 단 1밀리그램도 살 수 없지만 수산용은 1톤도 살 수 있다.

27가지 수산용 의약품에 견딜 수 있는 내성균은 환경에서 급속하게 퍼진다. 모든 항생제가 듣지 않는 VRE 같은 내성균이 지상에 생겨난 이상 물속에서도 얼마든지 생길 수 있다. 그렇게 된다면 처방전이 필요한 동물용 의약품의 사용도 급속히 늘어나게 될 가능성이 크다.

일본 수산청은 국회에서 수산업의 항생제 내성균에 대한 견해를 다음과 같이 밝힌 바 있다. "사람과 어패류는 체온이나 생식환경이 크게 다르므로 내성균으로 변한 어패류의 병원균이 사람에게 감염될 가능성이 현재로선 없다."

그러나 내성균이 내성유전자를 근연종近緣種의 균에게 넘기는 일은 흔한 일이며 심지어 바이러스가 내성균의 내성유전자를 다른 미생물들에게 옮기기도 하는 상황에서 이러한 답변은 무책임하다.

나는 생선이 일으키는 식중독이 있다는 것을 예로 들어 수산청 담당자에게 이 주장에 대해 문의하였는데, 장염 비브리오는 바다 속 균이지만 어패류 감염균이 아니라며, 국회에서의 답변은 어패류의 질병이 사람에게 직접적으로 전염되지는 않는다는 의미였다고 일축했다.

장염 비브리오에 항생제 내성균이 있다는 것은 1970년대에 이미 밝혀졌다. 수산청은 내성유전자가 다른 종류의 균으로 이동하는 것은 설명하지 않고 이미 식중독균이 내성화됐다는 것 역시 언급하지도 않은 채 사람에게 안전하다고 말하는 것이다. 정부 스스로가 국민들이 안전하다고 착각하게 만들고 있다. 이같은 일본 수산청의 의견은 항생제를 단 1회만 사용하거나 단기간에 사용할 경우에나 타당성을 갖는다.

그러나 현실은 다르다. 양식어에 수산용 의약품으로 승인 받은 27종류의 항생제가 늘 사용되는 심각한 현실은 소비자의 피해가 눈에 보일 때까지 개선될 조짐은 없어 보인다.

조사와 연구는커녕 문제의식조차 희박한 현실 속에서 언제 어떻게 나타날지 모르는 양식어의 내성균 피해는 불안하기 짝이 없다.

수산업은 축산보다 심각하다

수산용 항생제를 쓰는 이유는 양식장의 과밀사육과 사료의 과잉

공급이 불러온 병을 예방하려는 목적 때문이다.

양식에 필요한 활어조에는 그물과 넙치 같은 해수어를 산속에 만들어진 풀장에서 사육하는 데에 필요한 어종별 설비가 필요하다. 때문에 지출은 많고 수입은 적다. 육상의 근대 축산과 같이 대부분의 양식장에서 볼 수 있는 과밀사육과 사료 과잉공급 역시 비용과 수입의 불균형에 그 원인이 있는 것이다.

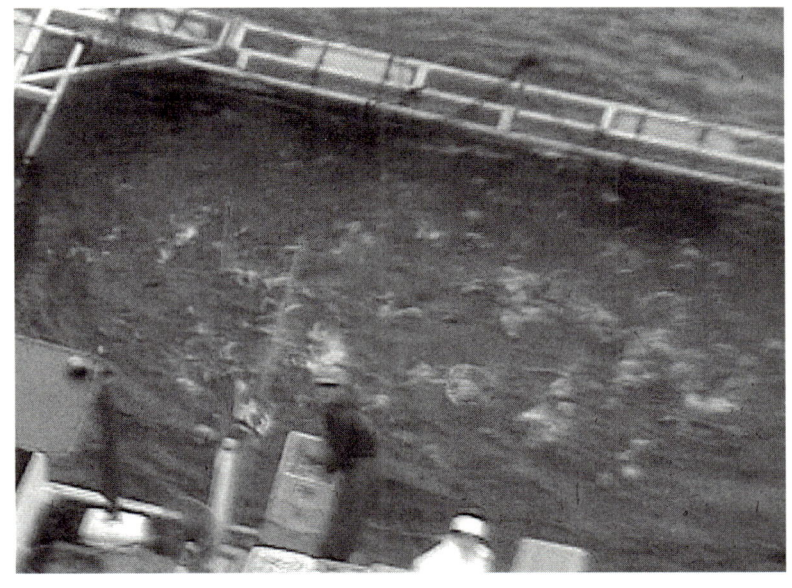

사료를 주고 있는 양식장
수산용 의약품이라 불리는 약제는 법률상의 정의도 없다.
더욱 놀라운 것은 이것은 누구든지 원하는 만큼 살 수 있다는 것이다.
사람이 먹는 항생제는 처방전이 없으면 단 1밀리그램도 살 수 없지만 수산용은 1톤도 살 수 있다.

생산자들은 '양식의 역사는 질병과 투쟁의 역사'라고 할 정도로 여러 가지 약제를 쓰는 것이 사실이다. 투쟁의 주역 중의 하나가 바로 항생제이다. 포르말린 역시 숨은 주역이었지만 법규를 강화하면서 사용량은 눈에 띄게 격감하고 있다.

최근에 각광받는 것은 백신이다. 백신은 물고기의 질병에 대한 면역력을 강화시켜 병을 막는 기능을 하는데, 일반적으로 어류 자체의 안전성에는 문제가 없다고 알려져 있다. 그런데 백신을 써서라도 물고기를 건강하게 키워 모든 질병을 막을 수 있다면 좋겠지만 유감스럽게도 지금 현재 막을 수 있는 질병은 극히 일부에 지나지 않는다. 내성균을 걱정한다 해도 양식업자들이 선택할 수 있는 방법은 항생제 외에는 없는 것이 사실이다.

수산용 항생제는 대부분이 사료에 섞여서 투여되고 있다. 그런데 문제는 병에 걸린 물고기가 먹이를 먹지 않는다는 것이다. 따라서 사료를 먹을 수 있는 건강한 물고기가 항생제를 섞은 먹이를 먹고 병에 걸린 물고기에는 전혀 효과가 없다는 것이 근본적인 문제이다.

생산자들은 양식어에 질병이 발견되는 즉시 수산시험장이나 어류방역사, 수의사들과 상담하고 빠른 시간 내에 항생제를 투여한다.

사용되는 항생제는 한두 가지가 아니다. 방어의 경우 성장단계에 따라 발생하는 40가지가 넘는 질병에 20종류 이상의 항생제를 사용하고 있다. 방어에서는 여러 가지의 내성균이 검출되고 있다.

항생제는 양식에 50년이나 지속적으로 사용되어 왔다. 질병이 잘 발생하는 시기에 항생제를 집중적으로 사용하면 내성균이 나타나기 시작하는데, 그 기간이 점차 짧아지기 시작해 현재는 이미 가지고 있는 내성균 때문에 아예 사용할 수도 없는 항생제도 있다. 내성균이 진화했거나 이미 환경에 퍼져있다는 증거이다.

양식어 내성균의 확산

내성균은 축산보다 수산에서 더 빨리 생긴다. 수중이 지상보다 미생물의 종류가 적어서 그러한데, 주지해야 할 사실은 항생제가 물고기의 병원균에 대해서만 위력을 갖는 것이 아니라 활어조에 있는 식중독 균이나 그 밖의 균에도 영향을 미친다는 것이다. 즉 다양한 미생물들이 빠른 시간 동안에 내성균을 가지게 된다.

물속의 내성균은 물의 흐름을 타고 확산되어 하류의 양식장에서 항생제를 쓴다 해도 효과가 없어진다. 호수나 바다도 마찬가지이다.

양식어 비늘이나 아가미, 장에 있는 내성균을 사람이 만지면서 인간의 피부로 옮겨진다. 또 조리할 때 도려내는 내장에서 도마로 옮겨가고 물로 씻어내도 균이 남아있을 확률이 높다.

수중에서 생겨난 내성균은 식중독 균 등 일부를 제외하면 지상에서 길게 살지 못하고 언젠가는 지상에 있던 다른 균의 먹이가 된다. 만일 이 때 항생제를 쓰는 중이라면 물속 내성균의 내성유전자는 지상의 균으로 쉽게 옮겨지게 된다.

예를 들어 피부염이나 중이염 치료를 위해 항생제를 복용하는 사람이 양식어를 조리할 경우 항생제의 공격을 받고 있던 정상균과 양식어의 내성균이 서로 접촉하여 내성유전자가 정상균으로 옮아가 살아남게 되는 것이다. 만일 항생제를 계속 복용한다면 내성을 획득한 정상균은 세력을 더욱 확대할 수 있다.

양식장에서 가공 공장을 거쳐 시장에 나오는 양식어 가운데에는 질병으로 기형이 된 물고기가 끼어 있는 경우도 있다. 불쾌하기는 해도 기형 물고기는 가열살균하면 내성균 문제는 크게 없다고 한다. 어분의 원료로 쓰이는 생선 내장과 가시 역시 가열 후에 내성균이 죽어버리게 되므로 어분의 내성균도 걱정할 필요는 없다.

그러나 이럴 경우 대량으로 방류되는 폐수가 문제가 된다. 조리하는 생선은 염소가 포함된 물로 씻어서 살균되지만 오염된 물은 별도의 처리가 없다. 바다나 강 가까이에 있는 가공공장에서 버려지는 물에는 생선의 병원균과 내성균을 다시 바다나 강으로 되돌려 보낸다. 바다나 강이 흐르는 곳에서 성행하는 양식으로 인해 내성을 가진 병원균도 곧바로 부활해버린다. 내성균의 발생 원인부터 잘라내지 않는 한 이 같은 악순환은 끊임없이 반복하게 된다.

위험성이 높은 양식어는 피하자

양식어에는 방어, 도미, 장어, 보리새우, 블랙타이거새우가 유명하지만 거기에 넙치, 잿방어, 전갱이, 일본 고등어, 은연어, 아틀란틱 연어, 참치, 돌돔, 감성돔, 붉돔, 농어, 고등어, 쥐치, 천정어, 쏨뱅이, 벤자리 등이 있고 담수어에도 잉어, 붕어, 은어, 각시송어, 석조송어, 산천어, 매기, 미꾸라지, 어루러기 등이 있다. 먹지 말아야 할 양식어가 이렇듯이 너무 많아서 사실 먹을 게 없어 보인다.

또 양식어를 자연산으로 대신한다 해도 3~8배 이상 비싼 가격을 주고 사먹기란 누구나 할 수 있는 일이 아니다.

그러나 사실은 고가 어종이 주로 양식되고 있다. 경제적으로 여유

롭지 않은 사람들은 양식어를 자주 먹지 못한다. 식비를 빠듯할 정도로 절약해야 하는 사람들도 생선 대신 고기를 자주 먹어서 양식어와는 인연이 없다. 양식되지 않는 생선으로는 정어리, 꽁치, 가다랑이 등이 있다.

정어리는 최근 잘 잡히지 않아서 가격이 올랐지만 연중 싸게 살 수 있는 생선에 속한다. 꽁치와 가다랑이는 가격이 높은 편이다. 특히 꽁치는 다이옥신이나 수은 오염이 적어서 안전한 생선에 속한다. 최근 소비량이 늘고 있는 양식참치도 항생제는 사용하지 않는다. 어

자연산과 양식어 구분방법

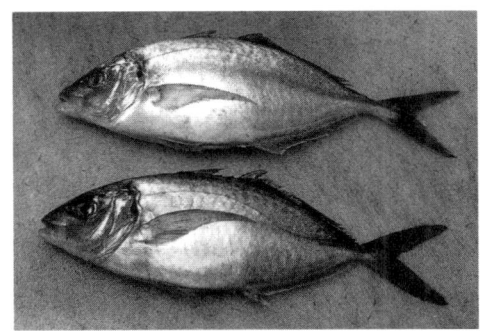

전갱이
자연산은 넓게 헤엄쳐 돌아다녀
꼬리가 날렵하고 얼굴 생김새가 날쌔다.
양식어는 꼬리 끝 부분까지 살쪄 있다.
(위 : 자연산, 아래 : 양식)

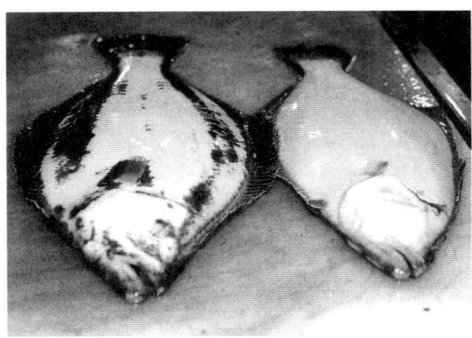

넙치
육상에서 양식된 넙치는
인공 저수지 영향으로 배 부분이 갈색이다.
회를 뜨면 겉모양으로 구분할 수 없지만
맛은 자연산이 현격히 좋다.
(왼쪽 : 양식, 오른쪽 : 자연산)

느 정도 자란 인도참치를 큰 망 속에 사육하면서 오징어 등의 수산물을 먹인 호주산 양식참치도 수입되고 있다. 인도산 양식참치에도 항생제가 사용되지 않으므로 값싼 뱃살을 먹을 수 있다.

초밥, 현명하게 먹자

가열해서 조리한 생선은 내성균을 걱정하지 않아도 되지만 날생선은 신경을 써서 고를 필요가 있다. 안심할 수 있는 초밥 재료는 항생제가 사용되지 않는 꽁치, 정어리, 가다랑이, 참치, 전어이다. 오징어, 문어, 조개류도 괜찮다. 여기에 성게알과 연어알 정도를 더해도 좋다.

양식어를 먹지 말라는 것이 아니라 항생제를 사용한 양식어를 먹지 말자는 것이다. 양식 조개류는 항생제 문제가 없어서 먹어도 괜찮다. 또 생선에는 병이 많은 시기에 항생제를 많이 쓰게 되므로 이때만이라도 양식어를 피해도 꽤 효과가 있다. 양식어에 특히 병이 많이 나는 시기는 6월에서 10월까지이다. 이 시기에는 내성균이 붙어 있을 가능성이 높으므로 양식어를 사지 말고 초밥을 먹을 때에도 재료를 엄선하는 것이 좋다.

5월과 11월은 병이 많기도 하고 적기도 하므로 주의가 필요하다. 되도록 먹지 않는 것이 좋다. 그다지 병에 걸리지 않는 12월에서 4월에는 초밥 집에서 양식어에 손을 대도 큰 걱정은 없다.

살아있는 발효식품
발효식품으로 건강을 지키자

유용균을 함유한 식품의 3가지 효능

항생제의 효력 여부는 환자의 생명과 직결되는 문제이다. 항생제 사용량을 줄여 예전 같은 항생제 효과를 보자고 말하는 사람들이 있지만 과연 우리의 몸을 내성균에서 지켜낼 수 있을지 의구심이 든다.

우리 자신과 가족의 몸을 내성균으로부터 안전하게 지키는 예방법은 없을까? 상대는 살아있는 균이라서 몸 속 어디에 숨어 있는지 알 수 없다. 생각지도 못했던 곳에 숨어 있을지 모르는 내성균은 어떻게 방어해야 할까.

결론부터 말하자면 항생제 배제에 성공하고 있는 돼지나 닭 생산자와 같은 방법을 쓰면 된다. 우선 집안의 공기를 깨끗이 하고 유용한 균이 많이 들어있는 식품을 먹으면 감염증에 잘 걸리지 않을 것이므로 항생제의 도움이 거의 없다. 항생제를 사용하지 않으면 내성균이 증가하는 일은 없으므로 몸 안의 내성균도 언젠가는 사라진다.

돼지나 닭처럼 사람 역시 동물이니 균을 상대하는 원리가 같다는 의미는 또한 발효식품을 먹여 항생제 등의 약제를 사용하지 않는 양돈이나 양계의 성공 사례처럼 발효식품이 인간에게도 확실한 효능이 있다는 것이다.

요네자와코 목장에서는 유용한 균으로 발효시킨 물과 먹이를 닭에게 주고 있다. 유용한 균만 입으로 들어가게 하는 것이 항생제를 불필요하게 하는 비결이다.

이는 세 가지 면에서 닭을 건강하게 만든다.

물과 먹이에 풍부한 유용한 균은 감염을 일으키는 균이 침입해서 번식을 하려 해도 생존경쟁에서 지게 된다. 당연히 이러한 사료를 먹는 닭은 입을 통해 감염되는 일이 없다. 이것이 첫 번째 이유이다.

유용한 균이 함유된 사료는 또 장관의 면역계를 자극해 몸 전체의 면역력을 강화하여 병에 강하도록 만든다. 유용균이 닭을 건강하게 자라도록 하는 두 번째 효능이다.

배합사료에는 닭을 빨리 비육시키려는 단순 영양소들이 균형적으로 포함되어 있지만 균이 만들어내는 미량 영양소는 거의 들어 있지 않다. 그러나 직접 발효시킨 자가사료에는 유용한 균이 만들어내는 미량 영양소들이 풍부하게 함유되어 있다. 이것이 세 번째 이유가 된다.

치즈와 와인을 즐기는 프랑스의 피해는 적었다

실은 인간에게도 비슷한 사례가 있다. 히라마츠 교수는 항생제가 듣지 않는 VRE 사망이 크게 문제가 된 미국과 달리, 같은 내성균이 퍼진 프랑스에서의 피해가 그다지 없었던 이유가 발효식품을 얼마나 섭취하느냐에 의한 차이인 것으로 보고 있다.

단적으로 말해 프랑스인은 와인을 마시고 자연 치즈를 먹고, 미국인은 맥주에 감자튀김을 먹는다고 할 수 있다. 프랑스인은 발효식품을 자주 즐기고 더구나 균이 살아있는 생식을 하는 데 반해, 미국인들은 발효식품을 거의 먹지 않고 여과된 효모를 제거한 맥주를 마시는 예가 내성균의 피해에도 차이를 가져왔을 것이라는 의미이다. 발효식품이라 할지라도 가열살균을 하지 않은 자연치즈와 가열살균으로 발효를 정지시킨 프로세스치즈와는 커다란 차이가 있다.

살아있는 균이 풍부한 발효식품을 많이 먹을수록 내성균 피해가 줄어드는 이유를 다시 정리해서 설명하면 다음과 같다.

1_ 살아있는 균이 함유된 식품에는 병원균이 침투하기 어렵다.
2_ 발효식품 위주의 식습관은 음식을 통해 감염되는 것을 예방한다.
3_ 풍부한 유용균은 장관의 면역계를 자극해 면역력을 증강시킨다.
4_ 유용균이 만드는 미량 영양소를 섭취하게 되어 건강해진다.
5_ 면역력이 강한 건강체질이 되어 병에서 자유롭다.
6_ 운이 나쁘게 감염증에 걸려도 항생제의 치료 효과가 좋다.

식습관에서 시작되는 이러한 순환을 통해 발효식품은 건강한 삶을 가능케 한다. 비록 살균처리가 된 발효식품이라도 얼마간의 효능은 발휘된다. 반면 발효식품을 섭취하지 않을 경우에는 정반대이다. 특히 항생제를 복용할 경우는 그 흐름이 더욱 나빠진다. 장관 안의 유용균은 대부분 사멸하고 장관 면역계에 대한 자극은 사라져 몸의 면역력도 떨어지는 악순환의 고리가 발생하는 것이다.

살아있는 발효식품을 먹는 것, 그것이 건강을 유지하는 비결이다. 높은 온도에서 가열하지 않은 발효식품에도 면역기능을 자극하거나 미량 영양소를 만드는 등 적으나마 효과는 있으므로 반드시 100퍼센트 살아있는 발효식품을 고집하지 않아도 내성균의 피해는 최소한으로 그칠 수 있다.

살아있는 발효식품이 줄어든 3가지 이유

균이 살아있는 〈낫또 일본식 청국장〉나 절인 식품, 된장 등 발효식품을 많이 먹던 일본인들에게서 양질의 발효식품이 급격하게 사라지게 된 3가지 이유가 있다.

첫째는 식품 유통을 먼 곳까지 확대하면서 유효기간이 긴 식품만 취급하게 된 탓이다. 살아있는 균은 쉽게 변질된다는 이유로 훌륭한 먹거리인 발효식품은 유통에서 대부분 제외되었다.

둘째는 '무균이 좋다'는 식품위생 관념이다. 낫또나 요구르트와 같이 살아있는 균이 들어있는 식품을 제외하면 식품위생법상 조리 및 제조 규격은 대부분 무균을 원칙으로 하고 있다. 몸에 좋은 음식은 유용균으로 발효된 식품으로 풍미를 돋우고 미량 영양소를 함유해야 하지만 식품산업에서는 무균 상태로 제조하게 한다. 자연히 이러한 식품들은 맛이 좋지 않게 되어 향료와 화학조미료 맛을 낼 수밖에 없도록 만든다.

미국의 〈식품위생법〉을 본떠 만든 세계 각국의 〈식품위생법〉은 미국에서 공부한 식품위생전문가가 미국식 음식문화의 근대성을 그대로 적용해 만든 것이 대부분이다. 그것은 일본도 마찬가지였으며 전통 발효기술은 여러 가지 제약을 받게 되어 결국 일본 식품의 대부분이 무균식품으로 바뀌고 말았다.

그 책임의 일부는 우리 소비자들에게도 있다. 유용균에 의해 발효된 식품의 변화를 썩은 것이나 상한 것이라고 식품회사에 항의하거나, 맛이 변하는 식품을 피하고 되도록 가열 살균한 식품을 찾고 균을 여과시켜서 제거한 발효음료를 고집했기 때문이다.

이것이 세 번째 이유이다.

내성균 측면에서 본 건강식품이란 '살균하지 않은 살아있는 발효식품'이다. 오늘날 균이 살아있는 발효식품은 요구르트와 자연치즈, 그리고 낫또를 빼면 극히 비싼 것들만 드물게 남았다.

내성균의 위험을 피하고 건강하게 살려면 살아있는 발효식품으로 차리는 전통식단으로 되돌아가야 한다. 많은 소비자가 몸에 좋은 살아있는 발효식품을 선택한다면 식품회사를 움직여서 값싸고 간편하면서도 살아있는 발효식품을 사먹을 날이 올 수 있다. 게다가 살아있는 발효식품이 살균한 발효식품보다 맛도 훨씬 좋다. 소비자들의 목소리라도 높여 1초라도 그런 시대가 빨리 왔으면 좋겠다.

몸에 좋은 발효식품을 고르는 방법

내성균이 식품에 들러붙어 살지 못하도록 봉쇄하는 힘은 살아있는 발효식품에만 있는 독자적인 힘이다.

사람의 면역계에서 가장 중요한 장관면역계를 자극하는 힘은 살아있는 발효식품이 가장 좋지만 가열살균한 발효식품에도 발효식품의 장점이 없지는 않다.

낫또 — 내성균을 막는 일본 발효식품 가운데 최고이다. 낫또는 전부 균이 살아있는 채로 팔고 있으며, 살아있는 상태 그대로 먹는 음식이다. 많은 사람들이 실감하고 있는 것처럼 낫또균은 내성균에 대항하는 효과가 뛰어나다.

된장 — 미생물의 힘으로 만들어진 발효식품이지만 시중에서 파는 대부분은 가열된 것이다. 된장국처럼 가열해서 먹는 것도 마찬가지이다. 된장무침이나 오이 등 채소를 먹을 때는 첨가물이나 열처리 과정을 거치지 않은 살아있는 된장을 선택해서 먹는 것이 좋다. 이 같은 생된장으로 끓인 된장국에서는 전혀 다른 향기가 난다. 구수한 향이 가져다주는 행복감만으로도 실은 건강에 좋을지도 모르겠다.

간장 — 미생물의 힘으로 만든 발효식품이지만 시판품의 대부분이 가열 살균되어 있다. 다만, 염분이 16퍼센트나 들어있으므로 병원균이 간장 속에서 번식하는 일은 거의 없다. 그래도 가능하면 열처리를 하지 않은 간장을 선택하자. 생간장의 맛은 정말 부드러워 한번 먹기 시작하면 절대 가열한 간장을 찾지 않게 된다.

식초 — 일본의 식초는 안정적인 품질을 위해 대부분 가열살균하는데, 강한 산성 식초에 감염균이 옮는 일은 없다. 일본에서 인기를 끌고 있는 〈현미흑초〉나 〈거르지 않은 흑초〉, 〈흑설탕초〉 등의 전통 식초는 가열살균을 하지 않고 있다. 열 때마다 '피식' 하는 소리와 함께 기포가 생기는 이 상품들은 귀중한 발효 식초들이다.

일본 전통술 — 일반적으로 팔리고 있는 것은 저온살균한 것이다. 65도에서 까다롭게 살균한 술도 장관면역계를 자극하는 힘이 거의 없어지지 않지만 그래도 생주가 낫다. 일본 술은 대부분 동일한 효모를 사용하고 있다. 이 효모는 장관면역계에 대한 자극이 단일하고 약하므로 시음을 하듯 소량으로 여러 가지의 술을 마셔서 다양한 효모를 섭취하는 방법이 좋다.

와인 — 아황산염으로 균의 움직임을 저지하고 있기 때문에 장관 면역계를 자극하는 힘은 가열 살균한 보통 술보다 강하다고 할 수 있다. 그러나 한두 잔으로도 머리가 아파오도록 아황산염을 많이 넣은 와인은 몸에 좋지 않으므로 피해야 한다. 와인을 마시면 머리가 아픈 사람은 레드 와인을 선택해 마시기 30분전쯤 미리 마개를 열어두어 산화방지제를 날려 보내면 몸에도 좋고 부드러운 맛을 느낄 수 있다.

맥주, 발포주 — 효모의 작용으로 만들어지므로 본래대로라면 효모가 들어 있어야 한다. 그러나 그것을 여과해서 제품화하므로 대형 메이커의 맥주나 발포주에는 효모가 들어있지 않다. 자가 생산한 맥주에서는 맥주효모를 제거하지 않는다.

요구르트나 유산균 음료 — 대부분이 살아있는 발효식품으로 그 중 요쿠르트가 단연 유산균의 함량이 가장 많지만 용기의 안전성이 조금 걱정스럽다. 단일 균으로 장관 면역계를 자극하기보다 여러 균으로 자극하는 편이 면역력이 강화되기 때문에, 특정 상품에 고정하지 말고 여러 가지 유산균 음료를 마시면서 요구르트를 먹는 것이 좋겠다.

생과자나 생아이스크림 — 내성균을 막는 효과가 있는 생 요구르트를 원료로 한 것을 골라야 한다. 산뜻하면서도 맛에 깊이가 있다.

치즈 — 가열 살균한 프로세스치즈와 가열 살균하지 않은 자연치즈가 있다. 내성균의 위험에 안전한 것은 자연치즈다. 다만 변질되기 쉬워 소르빈산 등의 합성 보존료가 들어있는 것이 있어서 주의해야 한다. 보존료는 장내 세균에 악영향을 주어 살아있는 치즈의 장점이 사라지게 만든다.

절인 식품 — 최고의 발효식품이나 조미료를 넣은 가짜가 많아 진품은 좀처럼 구할 수가 없다. 안심하고 진품을 먹고 싶은 사람은 직접 담그는 게 좋다.

김치 — 한국의 발효식품으로 일본에서 수입하는 발효식품 가운데 최고이다. 시간이 지나면서 맛이 변해 간다. 한국에서는 발효의 진행방법에 따라 먹는 방법이나 조리방법을 달리 한다. 요컨대 시큼해지면 찌개나 볶음밥 등의 조리용으로 사용하면 된다. 한편 일본산 김치는 대부분 조미액으로 약간 절인 것이고 발효식품은 아니다.

>>> 우리나라 생협에서 구할 수 있는 발효식품

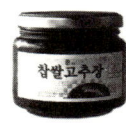

간장 / 된장 / 고추장

메주를 쑤어서 장기간 숙성시켜 만드는 발효 간장과 달리 일반 화학 간장은 염산으로 콩을 분해하고 양잿물 등 알칼리로 중화한 후 색소와 방부제로 부패를 방지하는 과정을 단 며칠 만에 해치우고 있다. 제대로 발효시킨 간장은 콩과 밀을 쪄서 따뜻한 곳에서 낱알메주로 3일간 숙성시킨 후 소금물에 재워 한 달 동안 곰삭히고 소금물을 넣어서 6개월간 저장탱크에서 숙성된다.

간장, 된장, 고추장의 원료도 중요한데 공장에서 만들어 파는 대부분은 수입산을 사용해 짧은 기간 동안 인공적으로 균을 투입하고 발효하기까지 간장은 2~3일 만에, 된장과 고추장은 채 1주일도 안 돼 완성하고 있다. 5~6개월 걸려 만들어야 하는 장맛과는 확연히 달라서 각종 감미료, 화학조미료를 쓰게 된다.

생협에서 파는 간장과 된장의 탄생과정
1. 15시간 이상 불린 콩을 삶고 갈아 틀에 넣어 메주모양을 만든다.
2. 그날 만든 메주를 하루정도 건조기에 넣어 건조시킨다.
3. 메주를 나무 건조대에서 약 한달 간 건조시킨다.
4. 황토방으로 옮겨와 15~20일간 숙성시킨다.
5. 나무 건조대로 가져와 균을 적당히 털어낸다.
6. 메주를 40~50일간 소금물에 띄운다.
7. 메주는 건져내 된장을 만들고 남은 물을 끓여서 간장을 만든다.

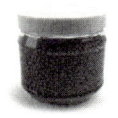

청국장

1그램당 함유된 젖산균이 무려 10억 마리인 청국장은 우리나라의 대표적인 발효식품이다. 1년간 묵힌 청국장을 저온으로 건조해 저속으로 빻은 청국장 가루도 근래에 인기를 끌고 있다.

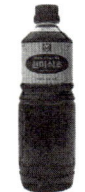

식초

안전하게 생산된 국산 원료로 만드는 감식초, 현미식초, 사과식초 등의 식초는 숙성, 정제, 발효 등의 과정을 통해 장기간 발효시킨다. 시중의 일반 식초는 빙초산이나 초산을 희석해 첨가물을 넣어 만드는 것이 대부분이다.

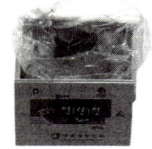

젓갈류

국내산 멸치와 새우 등을 천일염에 재워 1년 6개월 이상 자연 숙성시키는 생협의 젓갈류에는 첨가물이나 감미료 등을 전혀 넣지 않고 발효시킨다.

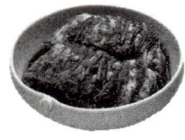

김치

세계적으로도 알려진 우리 전통 발효음식인 김치가 최근 들어 다양한 질병을 유발하는 균을 공격해서 몸의 건강을 유지한다는 발표가 속속 나오고 있다. 유기농 배추와 무, 고추 등을 사용해서 담그는 김치의 맛과 영양은 더욱 뛰어나다.

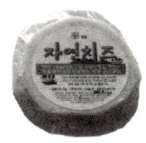

치즈

치즈의 종류는 약 800여 종에 달하는데 수분 함량에 따라서 경성, 반경성, 연성 생치즈로 구분되고, 발효와 가공 과정에 따라 자연치즈와 가공치즈로 구분된다.

생협의 모짜렐라 치즈 역시 자연치즈, 즉 생치즈이다. 유럽에서 흔한 까망베르치즈도 생협 생산자에 의해 국내 최초로 개발했다. 겉은 흰색곰팡이로 덮여 있고 부드러운 맛이 난다.

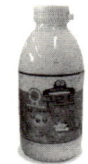

요구르트

스위스에서 직접 배워온 기술로 국내 소규모 농가형 유가공 공장을 설립해서 만드는 숲골 유제품은 유지방을 분리하기 위해 넣는 첨가물을 사용하지 않고 있다.

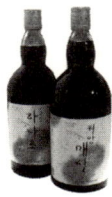

효소

생협에서 구할 수 있는 효소는 산야채 효소, 과일효소, 솔잎효소, 매실효소 등이 있다. 각종 유기농 과일과 산과 들에서 채취한 나물과 채소를 설탕으로 발효시킨 원액이다. 효소는 원액과 생수 비율을 1:5 혹은 1:10 정도로 묽게 해서 하루 가량 상온이나 냉장고에 두었다가 마시는 것이 좋다. 유익한 균이 배로 늘어난다고 한다. 물김치나 무침요리에 써도 좋다.

마법이 풀리다

항생제와 내성균의 역사

미야지마 히데키

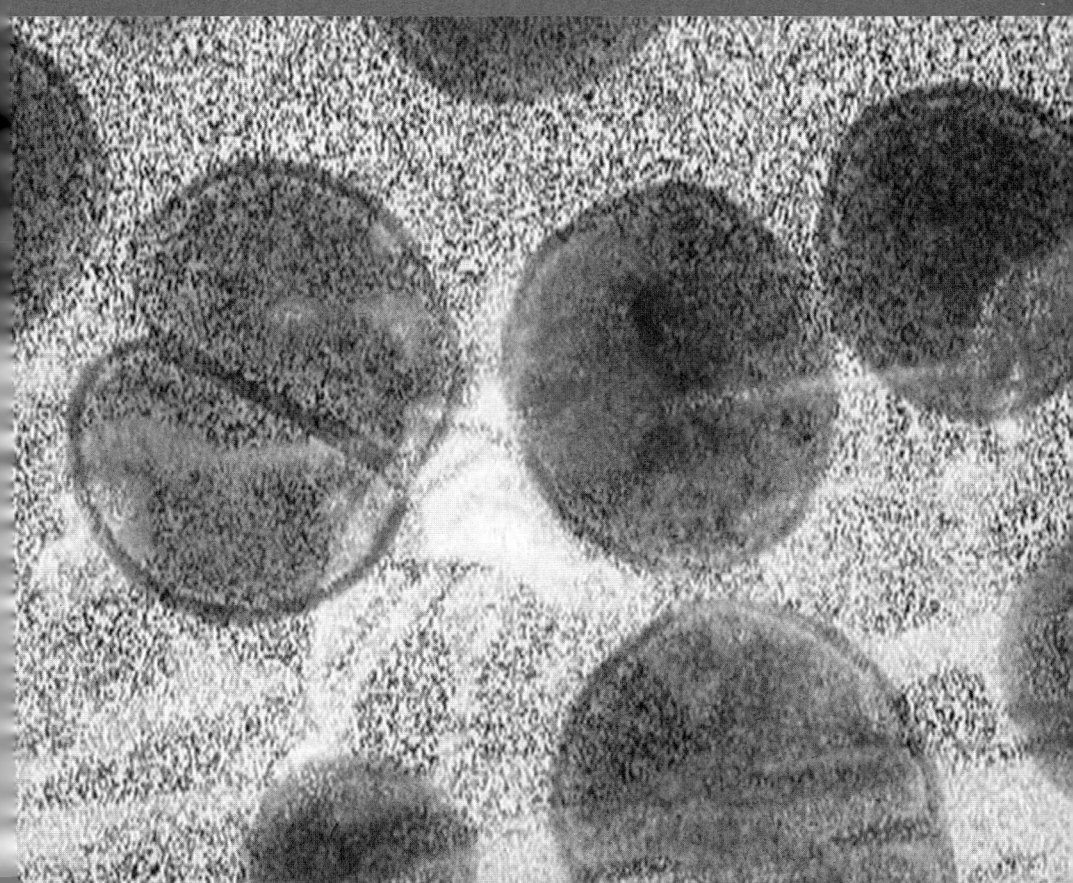

미야지마 히데키 宮島英紀
다큐멘터리 작가. 1961년 출생.〈우리의 원폭 백서〉등을 연출했고 환경문제, 식량문제를 해결하기 위한 활동을 벌이고 있다

병원 담을 넘어
생활공간에 나타난 내성균

항생제가 듣지 않는다

이 악몽 같은 병은 미국 미네소타 주에서 맨 처음 발생했다.

1997년 7월 어느 날 오른쪽 허벅지에 심한 통증을 느껴 입원한 7살 소녀가 있었다. 체온은 39.5도로 매우 뜨거웠다. 세균감염으로 판단하고 곧바로 항생제를 투여했지만 어찌 된 일인지 약효는 없고 상태는 계속 나빠지기만 할 뿐이었다.

결국 소녀는 폐렴에 흉농胸膿까지 겹쳐 5주간 호흡곤란으로 고통스러워하다가 끝내 폐에서 출혈을 일으켜 사망했다.

그 후 6개월이 지난 98년 1월, 이번에는 미네소타에서 가까운 노스다코타 주 근교에서 생후 16개월의 아기가 40.6도의 고열과 경련으로 병원을 찾았다. 진찰을 한 의사가 〈세프트리악손Ceftriaxone〉이라는 항생제를 처방했지만 증상은 계속 악화되어 병원으로 옮겨진 지 불과 2시간 만에 심장마비로 숨을 거뒀다.

1999년에도 2건의 항생제가 듣지 않는 사례가 보고됐다. 한 사람은 미네소타 주 근교에 사는 13살의 소녀로 남자 아이들과 어울려 축구를 할 정도로 쾌활한 중학생이었다. 99년 1월에 열이 나고 가래가 멈추지 않아 진찰을 받았다. X-ray 촬영으로 왼쪽 폐에 폐렴의 징후가 보이고 흉수가 고여 있는 것을 발견했다. 집중치료실로 옮겨져 〈페니실린〉과 〈겐타마이신〉, 〈세파졸린〉, 〈에리스로마이신〉 등의 항생제를 연속으로 투여했음에도 불구하고 입원 후 7일 만에 다장기부전 多臟器不全 으로 사망했다.

거의 같은 시기에 노스다코타 주에서도 폐렴에 걸린 생후 12개월된 남자 아이가 긴급히 입원을 하였다. 진찰했던 의사들은 항생제로 치료할 수 있다고 판단했다. 하지만 증상은 전혀 개선되지 않고 심한 호흡곤란과 저혈압증으로 이틀 뒤 사망했다.

네 명의 환자를 치료했던 의사들은 이것이 어처구니없는 감염증이라는 사실에 아연실색했다. 환자의 몸 안에서 모두 MRSA 메티실린 내성 황색포도상구균 이 검출된 것이다.

MRSA는 병원 안에서나 감염될 수 있는 대표적인 내성균이라고 알려져 있었다. 그런데 건강하게 살고 있던 사람이 돌연 MRSA에 감염되어 사망한 것이다. 이들은 서로 본 적도 없고 치료를 위해 병원에 다닌 적도 없었다. 그런데도 모두 MRSA에 감염되어 있었다.

환자들에게서 채취한 MRSA를 유전자 분석한 결과, 더욱 놀랄 만한 사실이 발견됐다. 결과는 병원에서 퍼져 있던 종래의 MRSA와는 그 성분이 전혀 달랐다. 즉 병원 밖에서 항생제에 노출된 황색포도상구균이 어떤 이유에 의해 내성을 획득해 일반 사람의 생활공간 안에서 움직이고 있다는 의미이다. 사실 그 즈음 미국에서는 죽음에 이를 정도는 아니지만 비슷한 증상을 나타낸 사례가 300건 이상 접수되고 있었다.

그 후 지금까지 호주, 뉴질랜드, 프랑스, 대만, 태국 등에서 같은 유형의 MRSA 사례가 확인되었고 일본도 한 명의 보균자가 발견되었다.

미국 CDC 질병관리센터 에서는 병원내 감염 MRSA와 구별하기 위해 이것을 〈C-MRSA Community acquired MRSA, 시중획득 MRSA 〉라 이름을 붙여서 경계주의보를 발표했다.

MRSA는 Methicillin-Resistant Staphylococcus Aureus의 첫 글자들을 딴 것으로 페니실린을 화학처리해 변형한 메티실린이라는 항생제에 내성을 가진 황색포도상구균을 말한다. 그러나 편의적으로

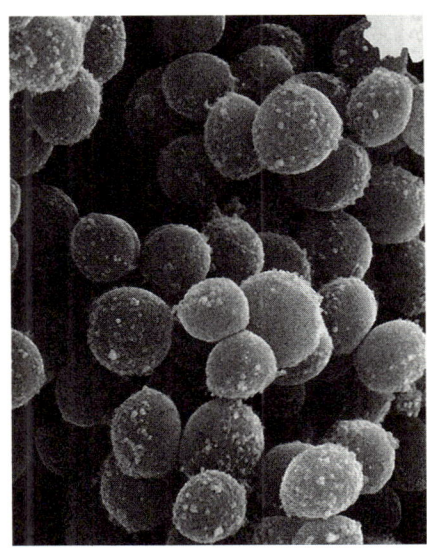

MRSA
전자현미경으로 본
항생제 내성을 가진 황색포도상구균
_히라마츠 교수 제공

만 그렇게 불릴 뿐이다. 항생제는 화학구조 차이에 따라 페니실린 계열, 세펨 계열, 아미노글리코사이드 계열, 매크로라이드 계열 등으로 분류하며 각각은 다시 여러 종류의 항생제로 세분하는데 MRSA는 현재 치료에 사용되고 있는 항생제 170여 종의 거의 대부분에 저항력을 가진 '다제多劑내성균'이다. 일본에서는 1980년대부터 병원내 감염의 대표적인 균으로 널리 알려져 있다.

MRSA의 위협적인 증식력

우리의 몸에는 수백 종의 균이 100조 개나 붙어 〈정상균주 normal flora〉를 형성하고 있다. 정상균주는 인간과 공생하는데 선옥균善玉菌이라 불리는 균은 소화를 도와주거나 비타민을 만들어 주기도 한다. 또 병원균이라 해도 평소엔 날뛰지 않고, 때로는 외부에서 침입하려고 하는 잡균으로부터 몸을 지켜주기도 한다.

황색포도상구균도 이런 균의 한 종류로 전체 일본인의 30~50퍼센트의 피부나 비강에 서식하고 있다. 현미경으로 보면 둥근 모양의 균이 포도송이 같이 줄지어 있다. 때로 손가락 끝 상처나 여드름을 붓게 하지만 평소의 건강하다면 서식하고 있어도 전혀 문제 없다. 그러나 수술이나 상처를 입어 피부에 생채기가 생기거나 항암제 치료, 노령, 당뇨병 등으로 몸의 저항력이 떨어지면 현저하게 화농이나 폐렴, 장염, 패혈증과 같은 병을 초래한다.

황색포도상구균은 식중독 원인 독소로 유명한 엔테로트키신이나 열상 모양의 피부증후군을 일으키는 독성쇼크증후군 독소 등 여러 가지 독소들을 활발하게 생산해 〈독소 백화점〉이라는 별명을 얻을 정도이다. 그래서 황색포도상구균이 항생제 내성을 획득하여 MRSA가 되면 인류의 강적으로 변모한다.

병원내 감염의 대표적 존재인 MRSA가 만연한다면 상처나 병을 치료하는 병원에서 오히려 새로운 병에 걸려 목숨조차 잃을 위험이 있다. 그런데 그 자체만으로도 위험한 MRSA가 병원 안에 만족하지 않고 생활공간에서도 맹위를 떨치게 된 것이 이 C-MRSA이다.

병원내에서 발생하는 종전의 MRSA에서 C-MRSA의 유전자 정보 해독에 처음으로 성공한 준텐도대학 의학부 세균학 교실의 히라마츠 게이치교수는 내성균 연구의 1인자로 알려져 있다.

그는 미국에서 발생한 C-MRSA가 얼마나 벅찬 상대인가에 대해 다음과 같이 설명하고 있다.

> 지금까지 MRSA는 병원 안의 문제로만 여겨 왔다. 그 이유는 건강한 사람은 백혈구가 튼튼해 MRSA에 그렇게 쉽게 감염되지 않는다고 생각했기 때문이다. 백혈구는 예를 들어 말하자면 몸 속의 경찰관과 같아서 나쁜 MRSA가 몸에 들어오면 곧바로 퇴치하는 존재다. 그러나 C-MRSA는 〈백혈구 독 leukocidin〉이라는 백혈구 용해 독소를 만드는 유전자를 갖고 있어서 백혈구가 녹아버리면 건강한 사람이라도 마치 입원환자처럼 저항력을 잃게 된다. 말하자면 C-MRSA는 생활공간까지 병원내와 같은 상태로 만들어 버리는 것이다.

더구나 C-MRSA는 놀랄 정도로 빠르게 증식한다.

종류에 따라 다르기는 하지만, 세균은 영양이나 온도 등의 조건이 갖춰지면 대략 30분에 1회씩 분열하여 기하급수적으로 늘어난다. 부모가 두 개로 분열하므로 자식은 부모와 똑같이 복사되어 부모의 성질을 그대로 물려받는다.

지금까지 알려졌던 병원형 MRSA의 경우 빠른 것은 20분에 1회 분열하지만 C-MRSA는 13.9분에 1회씩 분열을 반복하여 8시간 후에는 1개의 세균이 약 344억 개의 대집단을 형성하게 된다. 병원형과 비교하면 그야말로 2000배로 불어난 것이 된다.

히라마츠 교수에 의하면 C-MRSA는 인간에 대한 독소뿐만 아니라 다른 세균을 공격하기 위한 독소도 갖추고 있다. 주변의 균을 쓰러뜨릴 수 있고 더구나 증식이 빠르다는 것은 그만큼 다른 세균과 경쟁하여 병원 밖에서도 살아남을 수 있는 힘이 강하다는 것이다.

MRSA는 메티실린을 비롯한 항생제의 효력을 없애기 위해 약의 결합을 저지하는 효소를 생산하는데, 이 효소를 만드는 유전자는 mecA_{mec는 메티실린을 말함}라 불리고 있다.

히라마츠 교수가 이끄는 세균학 교실에서는 mecA가 포도상구균 사이를 자유롭게 왕래하는 유전 정보의 '교통수단' 이 있다는 것을 발견하여 세계 내성균 연구에 큰 공헌을 하였다.

'포도상구균 카세트 염색체 Staphylococcal Cassette Chromosome' 라고 명명된 이 카세트 염색체는 이동할 수 있는 DNA의 단편인데 황색포도상구균 전체 염색체의 불과 2퍼센트에 해당하는 크기로 거기에 100종 이상의 유전자가 올라갈 수 있다. 황색포도상구균 염색체는 한 개의 고리로 되어 있는데 카세트 염색체는 이 고리의 특정 장소에 끼워져 있거나 반대로 전부가 잘라져 있기도 하다.

이 카세트 염색체를 해석해 병원 안 MRSA가 모두 세 종류라는 것이 밝혀졌다. 처음에는 당연히 C-MRSA도 그 중 한 종류로 분류될 거라 예상했다. 그러나 유전 정보를 해독한 히라마츠 교수의 눈에 들어왔던 것은 전혀 다른 타입의 카세트 염색체였다.

종래의 세 가지 종류에 비교하면 훨씬 작고 확실히 병원 형과는 전혀 다른 장소에서 독립적으로 탄생했다는 것을 알 수 있다. C-MRSA는 병원 안에서 발생한 것이 밖으로 새어나가 증식한 게 아니다. MRSA에는 병원 안에 적합한 것과 밖의 환경에 적합한 것이 있다. 우리는 C-MRSA의 카세트 염색체를 네 번째 타입이라고 이름을 지었다. 이것은 병원이 아니라 항생제가 많이 사용되는 다른 곳에서 탄생한 것이 틀림없다. 그러나 반복적인 분석을 해보고는 있지만 아직 그 유래가 명확하게 밝혀지지 않고 있다.

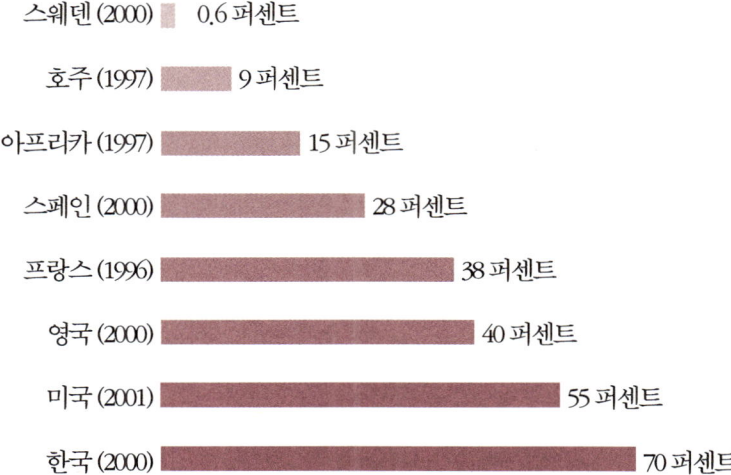

MRSA의 세계 현황   KONSAR 2000

스웨덴(2000)   0.6 퍼센트
호주(1997)   9 퍼센트
아프리카(1997) 15 퍼센트
스페인(2000)   28 퍼센트
프랑스(1996)   38 퍼센트
영국(2000)   40 퍼센트
미국(2001)   55 퍼센트
한국(2000)   70 퍼센트

항생제에 대한 내성을 갖추고 거기에 다른 세균과의 경쟁에서도 이기는 능력을 갖고 있는 C-MRSA는 생활공간에서 거의 무적의 존재이다.

내성균은 생존경쟁에서 매우 유리하다. 인간이 항생제를 사용하면 할수록 항생제에 치료효과가 있는 균은 죽기 때문에 내성균은 세균들간 경쟁에서 이길 수 있다. 항생제의 힘을 빌려 자신만의 세계를 만드는 셈이다.

그것만이 아니다. C-MRSA는 설령 항생제의 도움이 없더라도 주변의 균들 간의 경쟁에서 이겨 혼자 힘으로 증식할 수도 있으므로 어떤 상황에서도 적응할 수 있다.

C-MRSA가 앞으로도 계속 증식해 우리 몸에 들어온다면 얼마나 무서운 결과가 기다리고 있는지를 4명의 미국 아이들의 죽음이 말해 주고 있다.

궁지에 몰린 항생제

1928년에 최초의 항생제로 발견되어 1941년 실용화한 페니실린 이후, 신약이 나올 때마다 세균도 새로운 내성을 가지게 되었고 인간은 거기에 대항하는 신약을 다시 개발했다.

이 끈질긴 전투의 양상을 분석해 보면 근래까지만 해도 간발의 차이로 항생제가 승리자의 자리에 있었지만 최근 10년간은 신약 개발의 기세가 약해지고 내성균이 우위를 점하고 있다고 할 수 있다.

가장 강력한 적인 MRSA에는 〈반코마이신〉이라는 항생제가 유일하게 특효약으로 남아 있었지만, 80년대 후반에는 반코마이신의 효력마저도 거부하는 VRE Vancomycin Resistant Enterococcus, 반코마이신 내성 장구균 라는 신종이 유럽에서 출현하였고 일본에서도 1996년 이후부터 VRE 감염자가 여기저기서 나타나기 시작했다.

일본에서는 기타큐슈 시의 한 병원에서 2002년까지 4년간 VRE를 포함한 내성균 감염으로 20명의 사망자가 발생한 것이 알려져 큰 충격을 주기도 했다.

이 장구균도 우리 몸 속에 살고 있는 정상균의 한 종류이다. 동물이나 사람의 장관 내에 있는 둥근 형태의 균인데, 병을 일으키는 힘이 매우 약해서 건강한 사람에게서 증세를 일으키는 경우는 거의 없다. 그러나 저항력이 약한 환자나 고령자에게는 때때로 심내막염이나 요로감염증, 수막염 등을 초래하기도 한다.

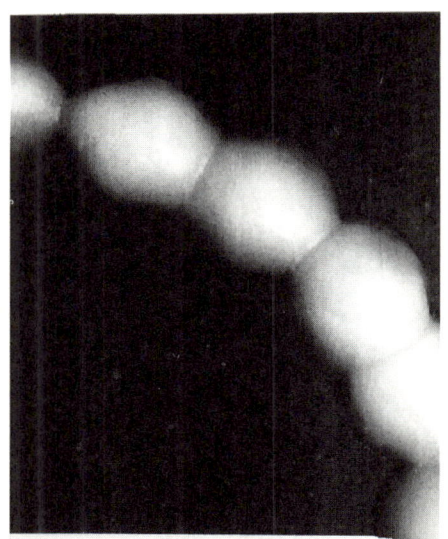

VRE
원자현미경으로 본
반코마이신 내성 장구균
_ 히라마츠 교수 제공

병원내 감염에서는 인플루엔자나 결핵 등 강력한 병원체에 의한 감염증도 문제지만, 사실은 독성이 약한 병원체에 의한 형세관망형 감염이 대부분을 차지하고 있다.

형세관망형 감염이란 병을 일으키는 힘도 약해 건강할 때는 문제되지 않는 황색포도상구균이나 장구균, 녹농균 같은 정상균들이 저항력 저하에 편승하여 병을 일으키는 것을 가리킨다.

장구균은 기본적으로 세펨 계열이나 아미노글리코시드 계열 등의 항생제는 잘 듣지 않는 자연 내성균이므로, 병원내 감염을 일으키는 병원균 중에서도 성가신 존재다. 많은 약제에 노출되는 동안, 페니실린을 비롯한 여러 가지 항생제에 대한 내성도 획득하여 지금은 대부분의 항생제가 듣지 않는다. 병을 일으키는 힘이 약하다고는 하나, 반코마이신도 듣지 않는 VRE로 변해 날뛰기 시작하면, 그것을 멈추는 약이 없기 때문에 사망률 40~50퍼센트에 달한다.

〈반코마이신〉은 1956년에 개발된 오래된 약제다. 환자에게 이 약을 정맥주사하면 부작용으로 신장장해를 초래할 수 있기 때문에 일본에서는 1991년까지 사용되지 않았다. 반코마이신은 MRSA의 특효약이라 불리며 항생제 가운데 비장의 카드로 알려졌지만, 실은 이 약제로 구제할 수 있는 환자는 전체의 60퍼센트 정도에 불과하다. 특효약이라고 하면 기적적인 효과를 발휘하여 당장이라도 병을 낫게 하는 듯한 인상을 주지만, 반코마이신에는 그 정도의 살균력은 없으며 MRSA에 감염된 환자의 40퍼센트는 이 약제를 투여해도 구명할 수 없다.

결론은 결코 성능이 뛰어나다고 할 수 없는데다 부작용마저 있는

낡은 항생제까지 써야 할 정도로 내성균 문제가 심각하다는 것이다.

200종 가까운 항생제가 있어도 MRSA같은 내성균과 백중지세로 싸울 수 있는 약이 없는 우리들은 이미 선발 엔트리 제외 통지를 받았던 늙은 투수인 반코마이신을 등판시키지 않으면 안 되는 상황인 것이다.

MRSA를 능가하는 슈퍼박테리아의 등장

그렇다면 최후의 보루인 반코마이신, 이것에 내성을 가지는 VRE가 증식하면 어떻게 되는 것일까?

물론 항생제가 듣지 않는 장구균에 의해 감염의 희생자가 늘어나는 것은 말할 필요도 없다. 그러나 그 이상으로 중요한 문제가 있다. VRE의 반코마이신 내성이 MRSA에 옮겨지는 위험이 그것이다.

세균들은 내성유전자끼리 항생제 대항 정보를 주고받다가 눈 깜짝할 사이에 내성균으로 진화하는 뛰어난 능력을 갖추고 있다. 뒤에서 자세히 설명하겠지만 그것은 매우 능률적이며 교묘하게 이루어진다. 사람에 비유하면 영어를 잘하고 싶다든지 올림픽 선수처럼 빨리 달리고 싶다는 소망이 서로 악수를 나누는 것 만으로도 이루어지는 격이다.

만일 VRE가 계속 늘어나서 병원내에서 만연하고 있는 MRSA와 접촉, 반코마이신 내성을 서로 주고받는다면 역사상 최강 다제 슈퍼박테리아인 〈슈퍼 MRSA〉가 탄생하게 된다.

이 슈퍼 MRSA는 〈VRSA Vancomycin-resistant Staphylococcus aureus 반코마이신 내성 황색포도상구균〉라 불린다.

1992년에 영국의 W·C 노블이라는 연구자가 VRE와 MRSA를 동물의 피부 위에서 섞자, 불과 몇 시간 새에 VRSA가 생겨난 것을 실험으로 확인하여 세계를 놀라게 한 바 있다.

물론 이것은 실험 수준이며 우리들의 일상에서 실험과 같은 속도와 확률로 VRSA가 탄생하는 것은 아니다. 그러나 VRE와 MRSA가 공존하고 있는 곳이면 현실에서도 이 가능성은 항상 존재한다고 보아야 한다.

실제로 2002년 6월과 9월에 미국에서는 VRSA 보균자가 연달아 발견되어 의료계에 큰 충격을 주었다.

첫 번째 사례는 당뇨병과 만성신부전을 앓고 있던 미시간 주의 한 환자다. 당뇨로 다리에 생긴 궤양을 치료하기 위해 입원한 병동에서 MRSA에 감염된 후, 궤양에서 VRSA가 검출되었다. 두 번째 사례는 펜실베니아 주의 한 병원에서 발견되었다. 골수염으로 의심이 가는 한 입원환자를 검사해 본 결과 역시 다리에 생긴 궤양에서 VRSA가 발견된 것이다.

다행스럽게도 두 사람 모두 균만 있었을 뿐 VRSA에 의한 증상이 없었고, 또한 곧바로 감염의 확대를 막는 처치가 이루어졌기 때문에 큰 사태로 이어지지는 않았다. 하지만 미국 CDC는 앞으로도 VRSA 증상의 예가 나올 가능성이 있다고 경고하고 있다.

VRSA의 출현은 세계 의료 관계자들을 공포에 떨게 만들었다. MRSA를 쓰러뜨리기 위한 마지막 수단인 반코마이신조차 무력하게 됐다는 것은 항생제가 세균에 굴복했다는 것을 의미한다. 이는 의학이 항생제가 개발되기 전인 19세기로 후퇴한다는 것과 같은 의미다.

결국 VRE의 증식은 반코마이신 내성을 가진 VRSA의 탄생과 난폭한 질병으로 이어진다. MRSA에 비해 VRE는 병원내 감염을 봉쇄하기 어려운 벅찬 상대이기도 하다. MRSA는 피부나 코의 내부에 부착되어 있기 때문에 주로 사람의 손을 매개로 퍼지지만 VRE는 장내에 서식하기 때문에 손 이외에도 변기나 문 손잡이, 타올, 목욕물 등 상당히 많은 곳에서 전파될 가능성이 있다. 또 VRE가 부착된 손으로 음식이나 입 주위를 만지게 되면 장에 도달하여 계속 서식하다가, 그 후 변과 함께 배설되어 다른 사람에게 퍼진다.

입원환자 중에서 VRE 보균자가 한 사람이라도 발견되면 곧바로 격리하는 것 이외에 병동을 오염으로부터 지키는 방법은 없다. 환자가 만진 물건은 전부 소독이 필요하며 의료 관계자는 이 환자와 접촉할 때 장갑이나 마스크, 가운 등으로 무장하여 균의 전염을 철저하게 막아야 한다.

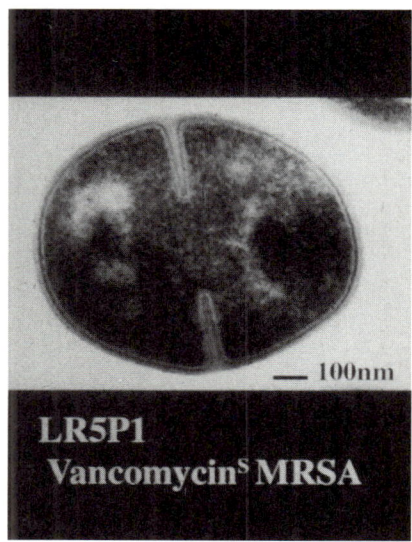

VRSA
투과 전자 현미경으로 본
반코마이신 내성 MRSA
_ 히라마츠 교수 제공

1989년부터 VRE가 퍼지기 시작한 미국에서는 병원내 감염에서 차지하는 VRE 비율이 처음에는 0.3퍼센트 정도였으나 93년에는 7.9퍼센트로 급증했다. 이를 막기 위해 1995년 미국 CDC는 철저한 손 씻기와 병원내 검사체제의 확립, 의료진의 교육 등을 중심으로 한 가이드라인을 만들고 봉쇄에 전력을 기울였다. 그러나 그런 노력도 헛되이, 불과 2년 후인 1997년에는 VRE 비율이 무려 10.5퍼센트까지 증가했다.

일본에서 최초로 VRE가 발견된 것은 1996년이다. 이 때 발견된 장구균은 평소 주어지는 반코마이신의 100배의 농도에도 견뎌 냈다.

그 이후 전국에서 VRE 감염자가 여기저기서 발생하기 시작해 2000년에는 36건, 2001년에는 40건, 2002년에는 44건이 보고된다.

VRE는 감염증법의 시행에 맞춰 1999년 4월부터 발병 환자의 신고가 의무화되었지만, 병을 일으키지 않고 보균만 하고 있는 경우는 신고가 필요 없고, 또 병원에 따라서는 VRE가 발견돼도 신고에 주저하거나 은폐할 가능성이 높기 때문에 실태는 여전히 불분명하다. 그러므로 표면에 나와 있는 자료는 빙산의 일각이라고 보아야 한다.

후생노동성에서는 VRE 대책을 수립하기 위한 기초 데이터 수집을 목적으로 전국의 병원 3000곳에 대해 VRE 검출의 유무나 감염경로, 균이 가진 유전자 유형 등에 관한 대대적인 앙케이트 조사를 권장하고 있다. 그러나 VRE가 나타나기 시작한 현 시점에서 앙케이트 조사는 늦은 감이 없지 않다.

미국의 선례로 볼 때 이제는 조금도 지체해서는 안 된다는 것은 분명하다. 지금 가장 시급한 문제는 병원내의 VRE 검출체제를 강화하는 것과 보균자를 확인했을 때 처방을 철저히 하는 것이다. 유효한 항생제가 없는 현 상태에서는 내성균을 억제하기 위한 각종 노력을 기울여야 한다. 세균들은 서로 생존경쟁을 하면서도 다른 한편으로는 경이적인 네트워크를 형성해 어떠한 환경에서도 살아남을 수 있는 기술이나 유전정보를 입수하여 축적하고 있기 때문이다.

지금까지 항생제는 세균을 제압하고 사람들을 질병의 고통으로부터 구해 왔다.

그러나 인간이 그 효력에만 의존하여 무분별하게 항생제를 사용하는 동안 세균들은 항생제에 대한 내성을 몸에 익혀 가며 차근차근 우리들을 궁지로 몰아갈 역습을 준비했던 것이다.

그렇다면 우리들의 항생제 사용법은 어떻게 잘못되어 있는 것일까? 세균에게 역습의 기회를 주고 강력한 세균이 재생산되는 동안 우리는 어떤 실수를 하고 있었던 것일까?

칼럼 |
보육원과 유치원의 MRSA 실태 조사

테라사와 마사히코
소아과 의사

1997년 경부터 농가진과 중이염이 잘 낫지 않고, 감기·기관지염의 치료가 벽에 부딪치고 있었다.

MRSA는 입원환자만 감염된다고 여겨졌지만 우리 병원에서도 계속해서 검출되기 시작했다.

다른 항생제의 내성균도 잇따라 검출되고 있었다. 이런 추세가 계속된다면 더 이상 항생제로 병을 고칠 수 없을지도 게 될 수도 있겠다는 생각이 들던 2001년 봄, 히라마츠 게이치 교수와 만날 기회가 있다는 기쁜 소식을 듣고 도쿄의 일본자손기금을 방문하였다.

히라마츠 교수는 유치원·보육원의 건강한 아이들의 MRSA 보균율을 조사하고 싶다는 이야기를 꺼냈다. 병원내 감염의 MRSA와는 유전자가 다른 생활공간 MRSA가 세계적으로 퍼져 사람들이 사망하고 있다는 것이다. 그러나 건강한 아이들 집단의 MRSA 보유율 조사는 세계적으로도 전례가 없었다. MRSA 보유율 조사와 유전자형 검사가 긴급히 필요하지만 보육원 등에서 좀처럼 실태조사가 이루어지지 않고 있다고 했다.

나는 센다이로 돌아와 곧바로 시내의 민간 보육원·유치원 4곳에서 조사해도 된다는 허락을 받아냈다. 같은 해 7월에 363명의 아이들과 교사 39명의 코 입구 점액을 면봉으로 채취하고 배양하여 세균의 종류를 조사했다. 2002년에는 도요타재단의 지원을 받아 센다이, 교토, 사가 등의 도시에서 같은 조사를 실시했다.

보육원 MRSA는 줄일 수 있다

결과는 충격적이었다. 센다이의 유치원생들을 검사한 결과에서는 5.5퍼센트에 해당하는 22명의 아이들이 MRSA를 갖고 있었다. 입원 환자들의 MRSA 감염률이 2퍼센트 정도인데,

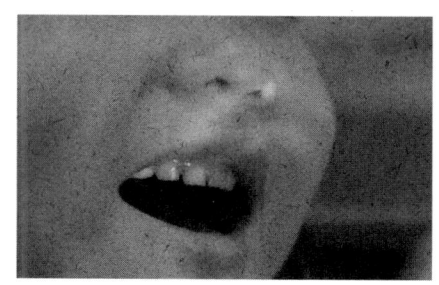

유치원에 다니는 건강한 아이들은 5.5 퍼센트가 MRSA를 보균하고 있었던 것이다. 또 4곳 유치원 간 보유율 차이는 전혀 없었다. 원아와 교사 간에도 차이가 없었다.

조사 결과, 402명 가운데 일반적인 황색포도상구균을 갖고 있는 사람은 154명이었다. 이중 약 30퍼센트는 황색포도상구균이 정상균이었다. 이들 가운데 MRSA 보균자 비율이 14퍼센트이다. 정상균 중에 항생제가 듣지 않는 세균이 14퍼센트나 된다. 건강할 때는 어떤 증상도 없지만 면역 억제제를 복용하거나 외과수술 등으로 체력과 면역이 떨어지게 되면 내성균은 패혈증이나 폐렴, 장염 등을 일으켜서 생명을 위협하게 된다. 무서운 일이다.

그런데 교토와 사가의 결과는 센다이와 다르게 나타났다. MRSA 보균자가 전혀 없는 보육원도 있었다. 이유는 내성균 예방 교육 때문이었다.

실제로 이 조사는 내성균 예방의 교육 효과도 입증했다. 설문조사, 홍보물 배포 등의 예방교육이 가정에서 항생제 복용량이 눈에 띄게 감소하게 한다는 사실을 보여주고 있다.

이것은 내성균이 점차 줄어들게 하는 가장 효율적인 방법이기도 하다. 같은 보육원에서도 거듭된 검사를 했더니 점차 MRSA가 줄어들었다.

이와 같은 결과는 의료와 보건의 대응이 MRSA의 발생을 방지하고 줄일 수 있다는 것을 보여준다.

세균과 인류의 오래된 이야기
마법의 탄환 항생제

감염병의 피해

우리가 살고 있는 지구라는 별은 방사성원소 연대 측정법에 따르면 약 46억 년 전에 탄생했다고 알려져 있다.

지구 탄생 초기는 일명 '마그마의 바다'라 불리는 고온상태였다. 이는 지구를 구성하는 물질이 모여 안정된 천체를 형성하는 기간이었으며, 대륙이나 바다, 대기권 등이 완성되기까지는 6억 년의 시간이 필요했다.

그리고 나서 또 2억 년이라는 아찔한 시간의 흐름 속에서 여러 물질이 열과 자외선의 작용에 의해 화학반응을 반복했다. 그러던 어느 날 우연하게 가장 원시적인 생물로 세포 내에 핵을 가지지 않은 원핵생물原核生物, prokaryote이 탄생했다. 이것이 세균의 선조다. 원핵세포만으로 이루어진 단세포 생물인 세균은 이를 기원으로 지구상에 38억 년의 역사를 새겨 왔던 것이다.

한편 다세포 생물이 지구에 모습을 나타낸 것은 지금으로부터 약 10억 년 전의 일이다. 태고의 공룡이 활보하던 시대도 겨우 2억 년 전의 일이며 우리들의 선조인 원시인이 탄생한 것은 불과 300만 년 전에 지나지 않는다.

세균의 입장에서 보면 갓 태어난 병아리에 불과한 인류는 역사 이래로 페스트나 콜레라, 성홍열, 이질 등 세균이 원인이 되어 생기는 병으로 매우 괴로워해왔다.

한 때 인류의 존속을 위태롭게 한 세균감염병으로 페스트가 있다. 6세기 중반, 이집트에서 발생한 페스트가 들불처럼 번져 유럽에까지 만연했다. 페스트는 동로마제국 주민 절반의 목숨을 앗아가 제국의 해체를 앞당긴 원인이 되었다고 알려져 있다.

환자의 림프 마디가 혹처럼 툭 불거져 나오고 피하출혈로 인해 피부가 거무칙칙하게 보여서 흑사병黑死病, Black Death이라고도 불리는 이 페스트는, 14세기 중반 지중해 연안에서 시작되어 유럽 전체를 습격해 사람들을 공포에 몰아넣었다. 발병환자들은 고열과 구토, 의식이 혼탁하여 혼절하다가 하루를 못 견디고 사망했다. 2500만 명 이상의 사망자가 발생했다고 추정하는데 이는 당시 유럽 총인구의 4분의 1에서 3분의 1에 해당한다.

결핵도 시대와 지역을 막론하고 인간에게 붙어 다니며 목숨을 앗아 갔던 병이다. 결핵균은 공기 중을 떠돌며 퍼지기 때문에 예방이 어려워, 감염 후에 악화되면 거의 가망이 없었다. 기원전 3000년경에 만들어진 이집트의 미라에서도 폐결핵의 흔적이 발견되며, 고대 그리스의 의학자 히포크라테스의 기록이나 2000년 전의 인도, 중국의 문헌에도 결핵에 관한 기록이 많이 남겨져 있다. 근대에 들어서도 결핵은 계속해서 인간을 위협하여 1935년부터 1950년까지 일본인의 사망원인 1위였다.

　용혈성 연쇄구균의 감염으로 걸리는 성홍열猩紅熱, scarlet fever도 큰 위협이 되었다. 성홍열은 붉고 자잘한 발진이 전신에 나타나는 열병으로, 혀에도 오톨도톨하게 발진이 생기고 진홍색으로 물들기 때문에 '딸기 혀strawberry tongue'라고도 불렸다. 그러나 사랑스러운 별명과는 달리 19세기 독일에서 맹위를 떨쳐 작센 지방에서만 4만 명이나 사

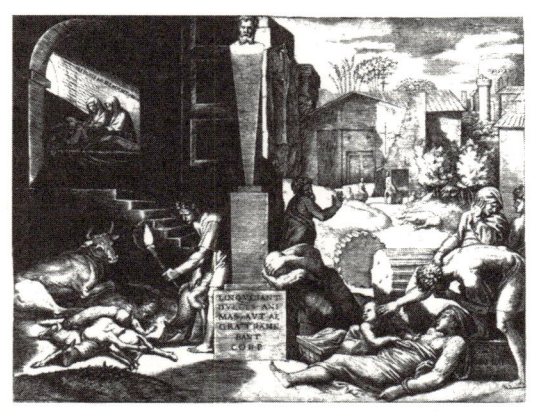

유럽을 휩쓴 흑사병
14세기 중반 지중해 연안에서 시작되어
유럽 전체를 습격해 사람들을 공포에 몰아넣었다.
발병환자들은 고열과 구토에 시달리다 의식을 잃고 혼절해
하루를 못 견디고 사망했다.

망자를 냈다. 일본에서는 1920년대 후반부터 2차대전 사이에 매년 1만~2만 명의 환자가 생겨나 수백 명이 목숨을 잃었다.

세기를 넘어 반복되는 콜레라의 대유행

심한 설사와 구토, 탈수 증상을 보이는 콜레라는 수천 년 전부터 인도를 중심으로 아시아 전역에서 유행했다. 기록에 남은 첫 번째 대유행은 1817년 인도에서 시작하여 유럽에까지 환자가 퍼져 세계적인 피해를 입혔다. 그 후에도 대유행은 여섯 번에 이르렀고, 2003년 현재도 1961년에 시작한 〈엘토르 형 콜레라균〉에 의한 제7차 대유행이 한창이다.

일본에서는 1858년에 나가사키에 상륙한 콜레라가 동쪽으로 올라와 에도(현재의 도쿄)에서는 불과 50일만에 4만 명이 넘는 희생자가 나왔다. 성벽 아래에는 시체가 넘치고 관을 만드는 사람은 제 시간에 생산을 못해 분주했다고 전해진다.

이렇듯 인간이 짐승의 고기와 나무 열매를 찾아 동굴에서 지내던 시대부터 감염증은 집요하게 인류의 번영을 막아 왔다. 인간이 말을 하게 되고 그림을 그리고 거대한 건축물을 창조하며 비단을 몸에 걸치고 복잡한 정치 시스템을 생각해 내고 지동설을 이해하고 전쟁에서 대포를 능숙하게 쓰게 되었어도 감염증을 이겨낼 수 있는 기회는 돌아오지 않았다. 재난을 당할 때마다 사람들은 신에게 기도하거나 민간요법에 의존하는 것 이외에는 어찌 할 바를 모르고 오로지 목을 움츠리고 병이 지나가기만을 기다릴 수밖에 없었다.

생물의 탄생에 관해서는 17세기까지만 해도 '약간의 면 조각과 채소를 준비해 놓으면 새끼 쥐가 나타난다' 거나 '고기 조각에서 구더기가 생긴다' 는 자연발생설 혹은 우연발생설이 주류였다.

그러나 1668년에 이탈리아의 의사 F. 레디가 고기 조각에 가제를 얹거나 용기에 넣어 뚜껑을 닫는 등의 실험을 통해 '구더기는 썩은 고기에서 생기는 것이 아니라 파리의 알에서 발생한다' 는 것을 증명해 보였다.

그로부터 6년 후인 1674년 네덜란드인 A.V. 레벤후크는 세균학의 출발점이라고도 할 수 있는 큰 업적을 남겼다. 그는 의류업을 경영하는 동시에 부지런히 렌즈를 깎아 현미경을 제작하여 미생물의 세계를 정성스레 스케치했다. 그가 만든 현미경 렌즈는 돋보기 수준이었지만 그는 오수汚水나 해수, 치석이나 변 등의 미세한 세계를 관찰, 정성스레 그려 세균이나 물고기의 적혈구 등의 존재를 확인했던 것이다. 17세기 레디와 레벤후크, 이 두 사람이 남긴 성과는 세균학의 출발점이 되었다.

그러나 이 세기의 대발견 이후 2세기 동안 세균학은 제자리걸음을 하였다. 자연발생설은 그 현미경 수준에서 뿌리 깊게 자리잡고 있었다. '식물이나 동물을 끓인 물에서 원충이나 세균이 생긴다' 고 생각했던 것이다. 후세의 우리들이 보면 세균학의 진보는 초조할 정도로 느린 걸음이었다. 이러한 흐름을 획기적으로 바꾼 사람이 프랑스의 L. 파스퇴르 Louis Pasteur 다.

밝혀진 부패와 세균의 관계

1861년에 그는 유명한 〈백조의 목 모양 플라스크〉를 사용하여 자연발생설을 일축했다.

먼저 플라스크 안의 육즙을 끓여 내부를 무균상태로 하였다. S자 모양으로 옆으로 가늘게 늘어뜨린 플라스크의 목은 공기를 통하게 했지만, 미생물은 먼지와 함께 걸리게 되어 육즙에 도달할 수 없었다. 이 때문에 며칠이 지나도 육즙은 부패하지 않았다.

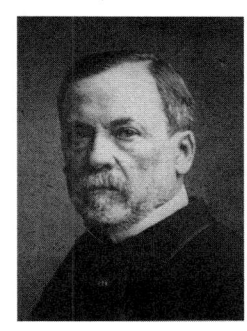

L. 파스퇴르
백조의 목 플라스크를 사용, 자연발생설을 일축했다.

한편, 일반 플라스크에 들어 있던 육즙은 끓였음에도 불구하고, 위를 향한 플라스크의 입구로부터 속속 미생물이 들어 와 순식간에 부패하고 탁해지고 말았다.

이것으로 '미생물은 육즙에서 자연 발생하지 않고, 공기 중에 육즙을 부패시키는 미생물이 존재한다' 는 것이 증명되었다.

부패와 세균의 관계가 밝혀지자 사람들은 감염증과 미생물의 관계를 해명하는 연구에 박차를 가했다.

1876년에는 독일의 R. 코흐가 탄저균을 발견했고, 1882년에는 결핵균을, 그 이듬해에는 콜레라균도 발견했다. 많은 과학자가 경쟁하듯 연구한 결과 폐렴구균, 티푸스균, 디프테리아균 등도 발견했다. 또 1889년에 코흐의 제자였던 키타사토 시바사부로는 파상풍균의 순수배양에 성공하고 1894년에는 홍콩에서 페스트균을 발견했다. 시가 키요시도 1898년에 세균성 이질균을 발견해냈다.

그러나 이 세균들을 격퇴하는 방법은 좀처럼 알아내지 못했다. 병에 걸린 사람을 구하려면 세균만을 집중 공격할 수 있는 약이 필요했던 것이다.

20세기는 신약개발의 시대

세균에 대항하기 위해 최초로 개발된 약제는 〈살바르산 Salvarsan〉이었다.

1910년에 독일의 P. 에를리히와 독일에서 유학 중이던 일본인 하타사 하치로우는 비소를 포함한 색소 살바르산이 매독을 일으키는 스피로헤타에 선택적으로 효과가 있다는 것을 발견하여 화학요법의 길을 열었다. 〈화학요법〉이란 감염의 치료를 위해 화학물질을 직접 병원체에 작용시켜 증식을 저지하거나 사멸시켜, 병을 근본적으로 치료하는 요법을 말한다.

그리고 에를리히는 '생체에 대한 중독량과 병원체에 대한 중독량과의 비율이 클수록 뛰어난 화학요법제' 라는 개념을 확립했다. 특정한 생물에만 독성을 발휘하고 다른 것에는 독성이 낮은 성질을 선택독성이라고 하는데, 이 성질이 높으면 높을수록 화학요법제로서 뛰어나다는 뜻이다. 유감스럽게도 살바르산은 제한된 세균밖에 효과가 없는데다 빈혈을 초래하는 일도 있어 훌륭한 화학요법제가 되지는 못했다.

다음으로 등장한 것은 〈설파제 Sulfa〉이다. 1935년에 독일의 생화학자 G. 도마크는 프론트딜이라는 붉은 색소가 연쇄구균 감염증에 유효하다는 것을 발견했다. 그러나 일부 세균에만 효과가 있고 항균력도 그다지 강하지 않았다. 그 후 프론트딜 작용의 본래 모양이 설파

고리라는 화합물로 판명되었고 개량을 계속해 광범위하게 효과가 있고 부작용이 적은 설파제가 잇따라 개발되었다.

더욱 강력하고 세균에게는 막심한 피해를 주지만 인간의 몸에는 해롭지 않는 물질은 없을까? 인간의 절실한 바람에 보답이라도 하듯 그것은 우연히 어떤 과학자의 눈앞에 나타났다.

1928년 9월, 영국의 세균학자 A.플레밍은 푸른곰팡이가 핀 샬레 속의 한천배지寒天培地, 한천배양기에 시선을 멈췄다. 한천배지는 포도상구균을 배양하여 연구 재료로 쓰기 위해 실험실에 놓여져 있었는데 관리가 불충분해서 공기 중을 떠돌고 있던 푸른곰팡이의 포자가 부착돼 버린 것이었다. 이 상태로는 모처럼의 실험도 엉망이 되고 만다. 한천배지는 휴지통으로 직행할 것이 확실했다⋯⋯. 하지만 플레밍은 한천배지 안의 포도상구균이 마치 푸른곰팡이의 주위를 피하는 것 같은 형태로 생육하고 있다는 것을 발견했다.

'혹시 푸른곰팡이가 세균의 생육을 방해하는 물질을 만들어 내는 것은 아닐까?' 플레밍의 번뜩이는 예감이 무서운 세균감염증의 재난으로부터 인류를 구해내는 계기가 되었다. 플레밍은 푸른곰팡이에서 방해물질을 빼내는데 성공하고 이 물질을 페니실린이라 명명했다. 비로소 인류는 항생제라는 강력한 아군을 얻은 것이다. 레벤후크가 현미경으로 세균의 존재를 확인한지 어언 250년의 세월이 흐른 뒤였다.

그러나 플레밍이 추출한 페니실린은 정제가 완전하지 않아 동물실험에서 간 장해와 신장 장해라는 부작용을 일으켰기 때문에 실용화에는 이르지 못했다.

페니실린이 또 다시 각광을 받은 것은 제2차 세계대전 중이다.

1940년, 영국의 병리학자 H.W. 플로리와 E.B. 체인 두 사람은 페니실린을 물질로써 순수하게 추출하는데 성공했다 실용화는 1941년. 임상실험으로 화농성 질환이나 폐렴 등에 절대적인 효과가 있다는 것도 증명했다.

당시 전쟁터에서는 낮은 포복으로 생긴 자상이나 총탄이 스치고 간 정도의 부상으로도 상처에 세균이 침입하여 목숨을 잃는 사례가 많았다. 이러한 병사들의 손실은 전쟁수행에 커다란 장애였다. 전쟁에서 승리하기 위해서는 먼저 세균과의 싸움에서 승리해야만 했다.

이를 위해 미국과 영국은 공동으로 페니실린의 공업적 대량생산을 시도하였고, 마찬가지로 개발에 혈안이 되어 있던 독일보다 먼저 전선에 투입함으로써 큰 효과를 올렸다.

병사의 목숨을 구하는 페니실린은 그 어떤 강력한 무기도 이길 수 있는 '마법의 탄환 Magic bullet'이라 칭송되었다.

군사적 측면에서 급히 개발되었지만 의약품으로 상품화되자 순식간에 일반인들에게도 그 마법이 발휘되었다. 화농성 질환은 물론 폐렴, 패혈증, 파상풍, 매독 등등 많은 병에서 훌륭한 효과를 보였다.

항생제의 출현은 특히 외과수술에 일대 변혁을 가져 왔는데, 수술을 할 때 미리 항생제를 사용함으로써 세균감염을 예방할 수 있었기 때문이다. 이로써 세균감염이 치명적 결과를 가져올 수 있었던 뇌와 심장 등의 영역에서는 수술 테크닉이 비약적으로 진보하는 결과를 가져왔다.

세균에 대한 작용

페니실린은 도대체 어떤 방법으로 세균에 작용하는 것일까?

세균의 가장 바깥쪽은 세포벽이라는 매우 딱딱한 껍질로 둘러싸여 있다. 이 튼튼한 껍질은 세균이 파열되어 따로따로 되는 것을 막는 역할을 한다. 황색포도상구균을 예로 들면, 세포벽 안에는 바깥쪽에 비해 20배나 높은 압력이 가해지고 있다. 이것은 세포 내에서 증식에 대비해 활발한 신진대사가 일어나기 때문이다.

기하급수적으로 그 수가 늘어나는, 맹렬한 기세의 대사활동을 하는 세균은 풍선처럼 단단하게 부풀어 오른다. 만일 내부의 압력을 지탱해 주는 세포벽이 없다면 순식간에 파열되어 죽어버릴 것이다.

페니실린은 이 세포벽을 겨냥해서 공격을 가해 세균들을 파열시킴으로써 병을 치료해 주는 것이다. 다행스럽게도 세포벽은 인간이나 동물의 세포에는 존재하지 않으므로 우리들에게 주는 피해는 최소한으로 억제할 수 있다. 아주 드물게 페니실린 쇼크라는 심한 알레르기 반응이나 설사를 일으키는 경우가 있다.

에를리히가 확립한 '선택 독성' 즉 '생체에 대한 중독량과 병원체에 대한 중독량의 비율이 클수록 뛰어난 화학제'라는 개념에 멋지게 들어맞는 페니실린을 개발한 플레밍, 플로리, 체인은 1945년에 모두 노벨 생리의학상을 수상했다.

그러나 인간에게 환희를 가져다 준 페니실린의 화려한 데뷔는 실용화 얼마 후 새로운 시련을 맞는다. 바로 내성균의 출현이었다.

1942년에 플레밍은 '종기나 피부감염을 일으키는 포도상구균이 항생제에 대한 내성을 나타내는 일이 있다'고 경고했다.

이미 이 즈음에 '사용법에 주의하지 않으면 약의 효과가 없어진다'는 것은 총명한 학자들의 상식으로 되고 있었다.

그들은 시험관 속 병원균에 아슬아슬하게 견딜 수 있는 농도로 희석된 페니실린을 주면서 배양을 계속하면, 대를 거듭하는 동안 최초의 병원균에 비해 1000배의 페니실린 농도에도 견디는 균이 되는 것을 목격할 수 있었다. 이 시험관에서 세균이 획득한 내성은 실제 치료 중에 생긴 내성과는 별개의 것이긴 하지만, 어쨌든 항생제에 저항하는 경이적인 능력이 세균에게 숨어 있다는 것은 분명했다.

그러나 페니실린의 성공 이후 새로운 항생제들이 계속 발견되기 시작하자, 분위기는 온통 항생제 개발 '골든 러시'에 흥분하여 내성균 문제는 관심 밖으로 밀려났다.

항생제는 세균이나 곰팡이 등의 미생물이 다른 미생물과의 생존경쟁에서 살아남기 위해 만들어내는 화학물질이다. 이 때문에 온갖 흙이나 하수가 황금알을 낳는 닭으로 부각되었다.

1944년 미국에서 토양 속 방선균 곰팡이 같은 실 모양의 세포나 균사를 만드는 세균으로부터 결핵에 유효한 〈스트렙토마이신〉이 발견되고, 이어서 1947년에는 베네수엘라의 흙 속에서 트라코마나 티푸스균 감염증에 효과가 있는 〈클로람페니콜〉이 발견되었다.

또한, 발진 티푸스나 앵무새 병, 요로감염증 등에 효과가 있는 〈클로르테트라사이클린〉 1948년, 골수염과 폐렴 등에 효과가 있는 〈에리스로마이신〉 1952년 등이 방선균에서 잇따라 개발되었다.

일본에서도 정력적인 '보물찾기'가 행해졌다. 피부병과 방광염에 효과적인 〈트리코마이신〉 1952년, 중이염이나 트라코마에 효과가 있는 〈로이코마이신〉1953년, 항암효과도 있는 〈카르티노피린〉1954년, 결핵과 성병에 듣는 〈카나마이신〉1957년이 발견되었다.

1그램의 흙에는 억 단위의 균이 들어 있는데 이 속에서 화학요법제로 사용 가능한 물질을 선택해 내는 것은 쉬운 일이 아니다.

흙 샘플을 10만 개 모았다고 가정한다면, 거기서 균을 선택하여 배양해, 화학물질을 순수한 결정 형태로 뽑아내서, 동물실험을 거쳐 얻을 수 있는 유효한 항생제는 한 두 개 있을까 말까 할 정도로 힘든 작업이다.

스트렙토마이신의 발견자인 미국의 미생물학자 S.A.왁스만 등은 방사능의 영향을 받은 새로운 세균을 연구하려고 핵실험장으로 사용한 비키니 환초에까지 가서 흙을 긁어 모을 정도였다.

내성균의 출현

마 법 이 풀 리 다

세균성 이질의 유행

내성균 연구에서 일본이 커다란 업적을 쌓을 수 있었던 배경에는 일찍이 세균성 이질이 유행했던 역사가 있다.

전후 일본에서는 영양 상태나 위생관리가 좋지 않아 세균성 이질 환자가 끊이질 않았다. 세균성 이질은 발열, 복통과 함께 혈액이 섞인 설사를 일으키는 병으로 보균자의 변을 통해 이질균이 배출되어 손가락에 묻거나 파리, 바퀴벌레 등을 매개로 입을 통해 감염된다.

1960년대 중반까지 세균성 이질의 발생 비율은 인구 10만 명 당 수십 명에서 100명에 달할 정도였는데, 1951년에 크게 유행했을 때에는 1만4000명 이상의 사망자가 발생하기도 하였다.

이러한 상황 속에서 우선 설파제를 사용한 치료가 적극적으로 행해졌다. 그런데 1950년부터 설파제가 듣지 않는 세균성 이질균이 나타나기 시작하더니, 2년 후에는 세균성 이질균의 80퍼센트가 설파제에 내성이 생겨 버렸다.

그러나 이 때는 일본에 〈스트렙토마이신〉, 〈테트라사이클린〉, 〈클로람페니콜〉 등의 뛰어난 항생제가 널리 보급되어, 설파제 내성균을 포함해 모든 세균성 이질은 한꺼번에 사라질 것이라고 누구나 생각했다. 그러나 1955년 어느 날 홍콩에서 일본으로 귀국한 어느 세균성 이질 환자에서 나온 균은 놀랄 만한 성질을 가지고 있었다. 설파제만이 아니라 〈스트렙토마이신〉, 〈테트라사이클린〉, 〈클로람페니콜〉에 모두 내성을 가지고 있었던 것이다.

놀랄 일은 계속되었다. 그 해 네 가지 성분에 내성을 가진 4제 내성 세균성 이질균의 보고는 1건 뿐이었지만, 다음해가 되자 도쿄, 나고야 등에서 집단적으로 발병하기 시작하여 전국적으로 유행하게 되었다. 또한, 카나마이신이나 암피실린이라는 항생제에 대한 내성을 더한 5가지 성분에 대한 내성균5제 내성균이나, 6가지 성분에 대한 내성균6제 내성균까지 출현했다.

의료 관계자들은 눈이 동그래졌다. 왜냐하면 그 때까지 '내성균은 돌연변이 mutation 와 선택 selection 에 의해서만 태어난다' 는 사고방식이 주류였기 때문이다.

분명히 항생제를 계속 사용하면 돌연변이에 의해 내성을 획득한 균이 태어난다. 세포벽을 두껍게 해 항생제 공격을 피하거나 특수한 효소를 생산, 약효를 없애는 균이 나타난다. 그 중에는 균의 체내에 항생제가 들어 와도 마치 펌프 같이 재빠르게 다시 뿜어내는 능력을 가진 것까지 있다. 이 변종은 처음에는 소수이지만 항생제에 약한 균들이 약효로 점차 자취를 감추게 되면, 변종만이 살아남아 곧 내성균의 증식이 시작된다. 이것이 선택이다. 사자가 자기 새끼를 깊은 계곡으로 밀어 떨어뜨린다는 이야기와 비슷하다. 자력으로 계곡 밑에서 기어 올라오는 강한 새끼만이 살아남는 것과 같이 항생제라는 혹독한 환경에 놓여있는 세균들도 이를 극복해야만 번영을 누릴 수 있는 것이다. 이제 내성균에게는 항생제가 오히려 살기 좋은 환경이 되어버린다.

물론 돌연변이에 의해 어떤 약제 A에 내성을 획득하는 것은 균 1개가 1회 분열할 때 1/100만인 '10의 -6승'에서 '10의 -8승'인 1/1억의 확률로 되어 있다. 마찬가지로 약제 A·B·C·D의 4제 내성이 되기 위해서는 가장 높은 확률이라 해도 '10의 -24승' 즉, 1/1자조,경,해 다음의 단위의 확률이다.

소수로 나타내면, 0.000000000000000000000001이다. 당시 의료현장에서는 복수의 항생제를 같이 쓰면 치료효과가 높아지고 내성균의 출현도 막을 수 있다는 이론이 통용되었는데, 이런 수학적 증명이 그 논리적 배경이 되었다.

그러나 유행지역에서 발견되는 내성 세균성 이질균은 1제 내성보다 4제 내성 쪽이 압도적으로 많았다. 훨씬 발생확률이 높은 1제 내성균보다 '10의 -24승'이라는 낮은 확률의 4제 내성균이 일본 각지에 출현한다는 것은 상식적으로 있을 수 없는 일이었다. 그래서 돌연변이뿐만 아니라 뭔가 특수한 메커니즘을 세균이 이용하는 것이 아닐까 하는 가설이 등장했는데, 그것이 바로 '다제 내성 세균성 이질균이 인간의 장 내에서 어떤 작용에 의해 단숨에 발생한다'는 가설이었다.

1959년 도쿄대학 의학부의 아키바 아사이찌로우 교수와 나고야 히가시 시민병원의 오치아이 쿠니타로 원장은 4제에 대한 내성이 한꺼번에 세균성 이질균에서 대장균으로, 그리고 대장균에서 세균성 이질균으로 전달되고 있다는 것을 알아냈다.

1960년 군마 대학 의학부의 미츠바시 스스무 교수 등은 내성의 전달에는 반드시 균과 균의 접촉이 필요하다는 것을 증명하였다. 액체만을 통과시키는 특수한 필터를 배양액 안에 붙여, 내성균과 일반균이 왕래하지 못하게 하는 실험을 했다. 이 경우 장 안에서 일어나는 것과 같은 내성인자의 전달이 발생하지 않는다.

또 이런 내성 전달이 대장균이나 세균성 이질균 사이에서 뿐만 아니라 장내 세균과에 속하는 세균인 살모넬라균이나 세라티아serratia균, 페스트균과 그리고 비브리오과의 콜레라균에도 넓게 미치고 있다는 것이 판명되었다. 곧 세균성 이질균에게 4제 내성 유전자를 운반해주고 있는 것은 세균이 균 체내에 갖고 있는 플라즈미드라는 것이 밝혀졌다.

플라즈미드는 세균세포가 가진 염색체유전자의 집합체. 유전정보의 설계도로 채워져 있음와는 별도로 세포 내에 독립적으로 존재하는 작은 링 모양의 DNA디옥시리보 핵산이다. 균 체내에 1~3개 갖춰져 있는 게 보통이지만 균에 따라 10개 이상 갖고 있는 것도 있다. 세균이 살아가는 데 반드시 필요한 것은 아니지만, 약제내성 같이 유리하게 살아남기 위한 유전 정보나 병원성에 관한 정보가 실려 있다.

플라즈미드는 염색체 본체와는 다르게 소형이고 가볍기 때문에 기동성이 뛰어나다. 균과 균이 접촉하면 플라즈미드는 자기복제하여 상대 균으로 옮겨 타이것을 접합전달이라고 한다 항생제 내성을 상대 균에게 전한다. 이렇게 세균들은 시간이 걸리는 돌연변이를 기다릴 필요 없이 플라즈미드를 받는 것으로 간단하게 내성균으로 진화하고 있었던 것이다.

게다가 플라즈미드 위의 내성유전자는 균 체내에서 플라즈미드로부터 플라즈미드로 돌아다니는 성질이 있다. 만약 약제 A·B의 내성유전자를 가진 플라즈미드와 약제 C·D의 내성유전자를 가진 플라즈미드가 균 체내에 존재한다고 하면 돌아다니는 동안에 약제 A

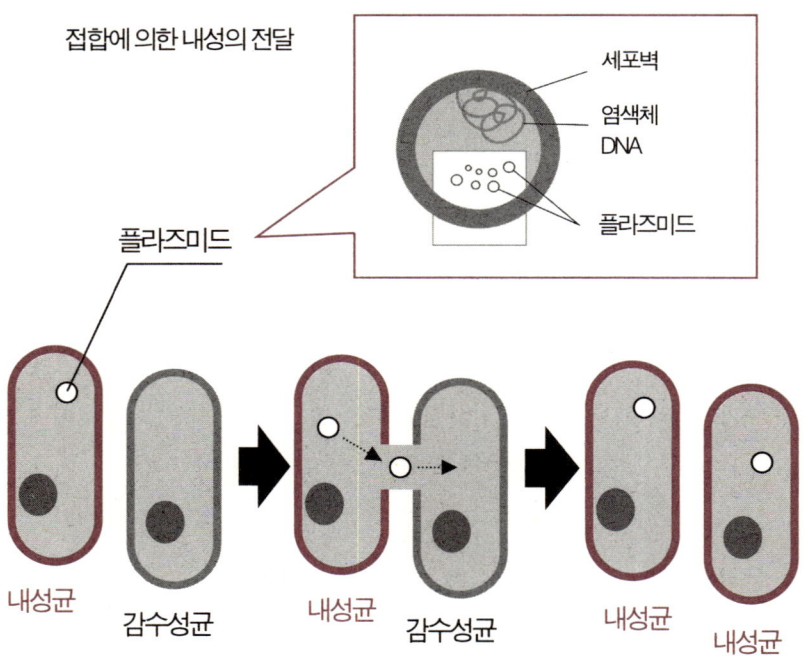

・B・C・D에 내성유전자를 태운 플라즈미드가 완성돼 버린다.

그리고 다음으로 이 플라즈미드를 가진 균이 다른 균과 접합하면 그 균도 순식간에 4제 내성균으로 빠르게 변한다. 마치 '나이 먹기 게임'을 하듯 내성균은 가까이에 있는 동료를 끌어들이며 효과적으로 진화할 수 있는 것이다.

플라즈미드에 의해 내성이 전파되어 가는 메커니즘은 일본인이 그 실마리를 잡아낸 성과였다.

페니실린의 은퇴

1940년대 후반에는 황색포도상구균도 플라즈미드를 통해 페니실린에 대한 내성을 획득하였다. 페니실린을 분해하는 페니실리나아제라는 효소를 생산하여 페니실린이 듣지 않게 되었다. 그러나 새롭게 개발된 테트라사이클린이나 클로람페니콜 등의 항생제로 페니실린 내성 황색포도상구균의 초기 반란은 제압된 것처럼 보였다.

그러나 1950년대에 접어들어 이번엔 새롭게 개발된 모든 항생제에 내성을 가진 다제 내성 황색포도상구균이 나타나 병원내 감염을 일으키기 시작했다.

1960년 황색포도상구균이 생산하는 페니실리나아제 효소에도 분해가 되지 않는 메티실린이라는 항생제가 개발되었지만, 불과 1년 후 메티실린에도 견디는 황색포도상구균이 출현한다.

결국 〈MRSA〉가 탄생한 것이다. 플라즈미드 뿐만 아니라 앞에서 소개한 카세트 염색체에 의해 메티실린 내성을 획득한 황색포도상구균은, 1970년대 이후 세계의 병원에서 원내 감염을 초래한 후 이제 가장 우리들을 괴롭히는 다제 내성균이 되었다.

여기서 중요한 것은 페니실린이 실용화 된 후 20여 년 사이에 상대하기 힘든 내성균에 대해 충분한 지식을 얻었음에도 불구하고 위기의식은 너무나도 희박했다는 점이다. 1960년 당시 일본에서 출판된 「21세기로의 계단」이라는 책에서 각 분야 전문가들이 40년 후의 미래를 내다보며 내성균에 대하여 이렇게 기술하고 있다.

> 21세기가 되면 이미 우리들의 몸에 침입하여 병을 일으키는 미생물의 존재를 허락하지 않게 될 것이다. 따라서 맹수, 독사 류가 산과 들에 서식하지 않는 것과 같이 자연의 상태에서는 이들 병원 미생물의 종이 없어져 과학연구 자료로서만 각종 병원 미생물이 배양되고 그 종족의 생명을 유지할 뿐이다.
> 이는 곤란한 것임에 틀림없다. 그러나 그것은 결코 두려워할 만한 것은 아니다. 왜냐하면 범인의 정체를 이미 잘 알고 있으므로 얼마든지 대책을 세울 수 있기 때문이다. 세균의 효소나 유전인자에 큰 영향을 주는 새로운 물질, 즉 새로운 약이 만들어질 가능성이 있기 때문에 그렇게 걱정하지 않아도 된다.

분명히 신약은 대량으로 개발되었다. 자연계에서 4000종에 이르는 항생제가 발견되어 안전성 심사나 임상시험 등을 거쳐 현재까지 170여종의 항생제가 실용화되었다.

순수하게 미생물에서 추출·정제한 것만이 아니라, 화학구조 수식을 더한 반합성 약제나 완전 합성제까지 등장해 항생제는 세균을 여러 각도에서 공격할 수 있게 되었다.

페니실린 계열이나 세펨 계열 등 세균의 세포벽을 파괴하는 살균력이 뛰어난 항생제를 비롯해 세균의 리보솜 Ribosome, 세포가 단백질 합성을 하는 곳을 작용점으로 해서 세균의 단백질 합성을 저해하는 아미노글리코사이드 계열, 테트라사이클린 계열, 매크로라이드 계열 등의 항생제도 태어났다. 또한 세균이 분열할 때 필요한 유전정보의 복제를 방해하는 뉴퀴놀론 계열의 항생제도 추가되었다.

효과가 좋은 신약이 계속해서 잇따라 등장했던 시대에는 내성균의 확산에 대해 그 심각성을 느끼지 못한 것이 어쩔 수 없는 일인지도 모른다. 내성균이 생겨도 신약으로 쓰러뜨릴 수 있다는 사고방식은 거의 절대적이었다. 그러나 자만심도 함께 생겨났다.

또 사람들은 항생제를 다종 대량 제조할 수 있게 되자, 인간치료 외 분야에도 항생제를 사용하기 시작한다.

대량생산으로 확산된 무질서

1부의 서술처럼 1950년대 초기부터 가축의 성장촉진을 목적으로 항생제를 다량 사용하였고, 양식어의 질병치료를 위해 항생제를 먹이에 타서 활어조에 던졌으며, 논밭에서 벼의 도열병이나 과일의 백분병, 채소의 연부병을 막기 위해 농업용 항생제를 뿌렸다.

생선을 운반할 때 얼음에 항생제를 넣어서 보존성을 높이는 방법도 시도되었다. 일본에서는 동지나해나 황해 방면의 저인망 어선에서 〈클로르테트라사이클린〉을 얼음에 첨가한 적이 있었으며, 미국에서는 생선뿐 아닌 고기 보존에도 이 방법이 취해지고 있었다. 또한 양배추를 보존할 목적으로 〈스트렙토마이신〉을 사용한 적도 있다고 한다.

또 의료분야 항생제 처방이 당연하게 되자, 환자들은 남은 약을 냉장고 구석에 넣어두고 자기 판단대로 자신과 가족의 치료에 썼다. 일본처럼 처방전이 필요한 나라는 그나마 나은 편이고, 다수의 개발도상국에서는 휴지를 사듯이 가벼운 마음으로 마을의 약국에서 누구나 계속해서 항생제를 구입했다.

식료생산 현장은 항상 생산효율성을 중요시한다. 때문에 조금이라도 싼 가격의 약제를 사려는 일본의 생산자를 대상으로 '특별한' 항생제가 나돌았던 적도 있다.

일본 농림수산성 축산국의 약사실에서 감시지도반의 반장을 맡았던 경험이 있는 수의사 스즈키 토시오 씨는 인체용 약제를 만들기 위해 수입한 항생제가 부정한 경로를 통해 축산용이나 양식용으로 쓰인 일이 있다고 증언했다.

> "그 항생제는 중국에서 들어온 것이었습니다. 판매 시에는 품목 명을 위조하여 정식 루트보다 싼 값에 팔았는데 이것이 축산농가나 양식업자에게 넘어간 것입니다. 판매업자는 몇 년간 수십억이나 매상을 올려 록본기에 첩을 두고 호화스런 생활을 하기도 했죠."

'신약'이라는 교만

지구상에 존재하는 세균은 3만종 이상이라고 알려져 있지만 그 속성이 밝혀진 것은 10퍼센트 정도에 불과하다. 항생제가 병원 이외의 환경에서 널리 다량으로 사용되게 된 지 50년이 넘었는데, 그 동안 지구상의 어떤 세균이 언제, 어떠한 내성을 획득하고 어디에 숨었는지를 파악할 수 있는 사람은 한 사람도 없다.

내성균이 나타났다고 해도 신약을 투입하면 세균감염병을 잡을 수 있었다. 또 사람들의 생활이 영양과 위생이 개선되자 결핵이나 세균성 이질, 폐렴을 비롯하여 아이들을 덮치던 백일해나 디프테리아, 성홍열 등의 감염증도 1950~1960년대에 걸쳐서 발병률은 하강곡선을 그렸다.

그러자 서서히 세균 감염병에 대한 학문적 흥미는 떨어지고, 감염증 연구는 이제 시대에 뒤떨어진다는 생각이 지배하게 되어, 전국의 의대에서는 세균학을 지망하는 학생이 감소하고 연구비가 삭감되고, 세균학 강좌는 면역학으로 변경되기도 했다. 아예 감염학 자체가 폐지되는 대학도 있었다.

요즘 MRSA나 VRE 등에 의한 병원내 감염 문제가 세간의 이목을 집중시켜 세균감염증 연구가 활기를 되찾고 있지만 예전의 정체기가 세균학, 그리고 의료에 끼친 영향은 적지 않은 듯하다.

전 국립도쿄 제2병원 소아과 과장이었던 키타사토 대학 의학부 감염증학 스나가와 케이스케 교수는 내성균 문제에 관한 언론사와의 인터뷰에서 이렇게 말했다.

> 감염병에 정통한 의사가 줄어들고 항생제에 대해 자세한 지식을 갖지 못한 의사가 많아지면서 우선 항생제부터 쓰고 보자는 경우가 늘었다.
> _마이니치 신문, 1997. 2. 25._

스나가와 교수가 우려하는 대로 항생제는 의사의 세밀한 관심이 필요한 약제다. 항생제는 세균에 대한 공격방법의 차이에 따라 몇 개의 계열이 있고, 각각에도 수많은 약제가 존재한다. 따라서 그 하나하나가 가진 특징을 살릴 수 있느냐 없느냐를 아는 것이 치료의 열쇠다.

예를 들어 호흡기 감염증에 대한 〈내복약 A〉는 폐렴구균이나 용혈성 연쇄구균에는 절대적인 효과를 나타내지만, 황색포도상구균에 대한 효과는 약해서 폐렴환균에는 전혀 듣지 않는 특성이 있다. 한편 〈내복약 B〉는 폐렴환균에는 어느 정도 효과를 발휘하는 반면 황색포도상구균이나 폐렴구균에는 효과가 낮다. 이처럼 약제는 각각 상대하는 세균에 따라 효력이 크게 달라진다. 따라서 세균감염증에 대한 광범위한 지식은 물론 투약의 타이밍이나 기간에 대해 충분한 이해가 없이는 항생제의 효력을 최대한으로 끌어낼 수 없다.

또한 각각 약제의 부작용이나 상호작용, 환자의 체내에서 어떤 장기에 잘 옮겨가는지 등의 특성에도 주의해야 한다.

환자의 병세에 따라 항생제를 정확히 투여하기 위해서는 풍부한 경험뿐만이 아니라, 약제나 감염증에 관한 최신 정보에도 항상 신경을 써야 한다.

'우선 항생제부터 쓰고 보자'는 조심성 없는 처방은 치료 효과를 기대할 수 없는 것은 물론, 내성균의 〈선택 Selection〉에 힘을 빌려주는 격이 될 수 있다.

되살아나는 감염병

감염증 환자의 감소는 기뻐할 만한 일이지만, 아이러니하게도 감염증에 대한 임상경험이 부족한 의사가 늘어나는 결과를 만들기도 한다.

이 극단적인 예는 페스트다. 일본에서는 1926년 이래 페스트가 발생한 적이 없다. 따라서 현재 일본에서 페스트 환자를 직접 진찰한 경험이 있는 의사는 거의 존재하지 않는다. 그러나 페스트는 남아프리카나 히말라야산맥 주변, 중국 운남성 부근이나 로키산맥 주변에서 지금도 지속적으로 발생하고 있다. 1994년에는 인도에서도 맹위를 떨쳐, 불과 두 달 동안 감염자가 5000명 이상에 달하고 사망자도 59명을 헤아렸다. 다행스럽게도 일본까지 불똥이 튀지는 않았지만 혹시 일본에서 감염자가 나왔다면 신속한 진단과 적절한 치료에 의해 감염의 확대를 저지할 수 있었을지는 의문이다.

과거 사망 순위 1위였던 결핵도 마찬가지다. 중증이 되면 회복 가망성이 없었던 결핵도 스트렙토마이신의 등장과 영양 개선으로 감염자는 극적으로 감소했다. 1943년에 사망자가 약 17만 명이었지만 1951년에는 9만 여 명, 1976년에 드디어 1만 여 명으로 줄었다. 21세기에는 사망자가 0일 것으로 예상한 전문가가 있을 정도였다. 이렇게 결핵이 과거의 병으로 간주되자 의대에서는 결핵 관련 강의가 줄고 대부분의 대학병원이 결핵병동을 폐지했다.

사람들도 결핵은 이미 걱정할 필요가 없는 병이라고 생각하고, 감염자들은 결핵일거라는 생각은 상상조차 하지 않고, 병원에서도 의사들의 지식이 부족해 진단이나 치료가 늦어질 가능성마저 배제할 수 없게 되었다.

그런데 결핵균은 사람들이 방심하기를 숨죽이며 기다리고 있었다.

1993년 WHO는 세계에서 연간 약 300만 명이 결핵으로 희생되고 있다고 하면서 결핵 비상사태를 선언했다.

다제 내성 결핵균의 출현과 함께 HIV Human Immunodeficiency Virus, 인체면역결핍바이러스의 유행으로 결핵 피해가 세계적으로 확대되고 있다고 경고한 것이다. 당시 WHO 추산에 의하면 세계에서 17억 명이 결핵에 감염되어 있고, 개발도상국을 중심으로 HIV와 결핵 양쪽 모두에 감염돼 있는 사람은 400만 명에 이르는 것으로 나타났다. HIV에 감염된 에이즈 환자가 내성 결핵균에 감염되면 면역력이 극도로 떨어져 사망률이 높아지고 최악의 경우 발병 후 1~2주 사이에 목숨을 잃는다고 한다. 이렇게 한 번은 극복한 것처럼 보였던 감염증이 다시 왕성해지게 된 원인균으로는 페스트나 결핵 외에도 디프테리아나 백일해, 살모넬라증 이 있다.

'사람 잡는 박테리아'로 알려진 극증형 A군 용혈성 연쇄구균 감염증도 다시 나타나고 있는 감염증이다. 발병하면 순식간에 손이나 발, 귀, 코, 음부 등이 썩고 쇼크 증상을 일으켜 죽음에 이른다.

이 감염증은 80년대 중반, 북미에서 환자가 발견된 후 유럽이나 아시아 지역에서도 조금씩 보이는 기이한 병이다. 조기에 항생제를 투여하지 않으면 예후가 매우 나쁘고 치사율이 30~85퍼센트까지 높아진다. 그런데 A군 연쇄구균은 상기도염이나 성홍열을 일으키는 병원균으로 아이들의 목에서도 자주 보이는 매우 흔한 세균이다. 그러나 근래에 이렇게 심한 병을 초래하게 된 이유는 아직 밝히지 못하고 있다.

항생제가 듣지 않는 병이 는다

또한 옛날부터 사람을 괴롭힌 질병으로 폐렴이 있다. 폐렴은 인류의 사망원인 순에서 암, 심장질환, 뇌혈관질환에 이어 제 4위에 있으며 사망률은 10만명 당 67.8명 2001년 이다. 사망원인 5위인 불의의 사고 사망률이 31.4명이므로 폐렴으로 인한 사망률이 얼마나 높은지 알 수 있다.

주목해야 할 것은 사망자 수의 연차 추이인데, 폐렴은 1920년대 중반 무렵부터 2차 대전 직후까지 거의 매년 수십만 명의 희생자가 나왔지만 1948년 무렵부터는 다른 세균 감염증과 같이 감소 경향을 보이며 그 후 2~3만여 명 정도로 억제되었다. 그런데 1985년을 기점으로 다시 증가하기 시작해 2001년에는 폐렴 사망자가 약 8만 5000명에 달했다.

폐렴의 원인으로는 바이러스에 의한 것도 있지만, 요즘에는 세균성 폐렴의 원인균이 항생제 내성을 높이고 있는 것도 문제가 되고 있다.

특히 페니실린 내성 폐렴구균이나 페니실린 저감수성 폐렴구균이 증가해 의사들을 곤혹스럽게 하고 있다. 〈저감수성균〉이란 항생제가 어느 정도 듣긴 하지만 끈질긴 균을 말한다. 이들은 항생제 중에서도 가장 많이 사용되는 페니실린 계열, 세펨 계열에 저항성을 나타내 치료에 큰 장해가 된다. 세균성 폐렴은 황색포도상구균이나 인플루엔자균 인플루엔자 바이러스와는 별개이다. 호흡기 질환의 원인균 등이 원인이 되는 경우도 있지만, 폐렴구균은 고령자나 면역기능이 저하된 성인에게 빈번하게 폐렴을 초래할 뿐 아니라 아이들의 중이염이나 인후염의 원인이 되거나 유아에게 패혈증이나 수막염 등을 일으키기도 하다. 이 때문에 소아과 병원에서는 투여한 약이 듣지 않거나 금방 나아야 할 질병이 지연되는 사례가 늘고 있는데 그 배경에는 아이들에 대한 항생제의 무절제한 처방이 있다.

『일본임상』 44권 4호에 실린 여러 병원 조사에 의하면, 감기로 진찰을 받은 6세 미만 영·유아의 90.6퍼센트가 항생제를 처방 받으며 성인 경우에도 약 50퍼센트가 페니실린 계열이나 세펨 계열의 항생제가 처방되고 있다고 한다.

항생제는 기본적으로 세균감염증에 대항하기 위한 약이다. 널리 알려져 있듯이 감기 원인의 80~90퍼센트는 바이러스가 원인으로 항생제는 소용이 없다. 단지 감기로 저항력을 잃은 환자가 세균에 감염되어 폐렴에라도 걸리지 않을까 하는 병원 측의 불안과 약을 받아야 안심하는 환자의 통념이 서로 맞아떨어져 항생제가 처방되는 것일 뿐이다.

중단된 보물찾기

뿐만 아니라 병원에서는 수술 후 감염을 예방하기 위해 항생제를 많이 사용한다. 몸 안을 세균으로부터 보호하는 울타리 역할을 하는 피부를 메스로 절개한다는 것은 그 자체만으로 큰 위험이기 때문이다. 절개 부분에 병원균이 증식해서 곪거나 혈액으로 침입해 전신을 돌아다니면 쇼크 증상이나 다장기부전과 같은 패혈증을 일으켜 최악의 경우 죽음에 이른다. 이러한 일을 피하려고 수술시 항생제를 사용한다. 일본의 경우 수술 후 3~4일까지 항생제를 투여하는 실정이다. 대학병원 등의 외과를 중심으로 실시한 조사에서는 수술 직전에 항생제를 사용하고 있는 의사는 40퍼센트, 그 중에서 단 1회 사용을 실천하고 있는 사람은 불과 1퍼센트 미만에 불과하며 과반수는 수술 후부터 항생제 사용을 개시하는 것으로 나타났다.

그러나 한편으로 무턱대고 항생제를 쓰기보다 가장 효과가 높게 항생제를 사용하는 방법이 연구되어 왔다. 수술 2~24시간 전이나 수술 직전, 수술 후 등 어느 시기에 몇 회 투여하면 세균감염의 위험이 낮아지거나 억제되는지 검토한 결과, 구미에서는 수술 30분전에 1회 투여하고 수술 후에는 항생제를 사용하지 않는 것이 추세가 되고 있다.

한 의료 관계자는 사용기간이 쓸데없이 길지 않느냐는 질문에 다음과 같은 자조적인 답변을 들려줬다.

"십여 년 전까지는 수술 후 2주 가까이 항생제를 사용했었죠. 제약회사는 큰돈을 벌었겠죠. 현재의 수술 후 투여를 그만둔다면 아마 제약회사의 이익은 절반으로 감소하지 않겠어요?"

내성균의 증가를 막기 위해서는 우선 항생제의 불필요한 사용을 중단하는 것이 가장 중요하다. 수술 후 감염을 피하기 위한 것이라고는 하지만 병원내 감염도 이렇게 큰 문제가 되고 있으므로 비과학적인 항생제의 과다 사용은 즉각 개선되어야 한다.

요즘 내성균을 극복할 수 있는 신약이 기대만큼 잘 등장하지 않는 이유는, '보물찾기'의 한계에 도달하여 항생제가 이미 나올 만큼 나왔다고 하는 면도 있지만 제약회사의 사정도 큰 연관이 있다고 한다. 의약품 개발에는 10년에서 20년이 소요되고 경우에 따라서는 천문학적인 거액의 개발비가 투입된다. 그러나 엄청난 자금과 긴 시간을 쏟아 간신히 신약을 발매하더라도 내성균이 생겨버리면 그 존재가치는 곧 사라져 버리게 된다.

항생제는 매우 많은 종류가 있기는 하지만 그 화학구조를 잘 보면 비슷한 약제가 많다는 것을 알 수 있다. 예를 들어 페니실린 계열이나 세펨 계열의 항생제는 통합하여 〈β-락탐제〉라고 불린다. 이것은 페니실린 계열이나 세펨 계열의 약제가 공통적으로 〈β-락탐 고리〉라는 구조를 분자 속에 가지고 있기 때문인데, 이것이 있기 때문에 세포벽에 공격을 가할 수 있다. β-락탐제는 〈선택독성〉이 뛰어나 가장 많이 치료에 사용하지만 서로 화학구조가 비슷하기 때문에 세균이 빌붙을 틈을 주는 경우도 있다. 즉 β-락탐제 중 어느 한 가지 약제에 대해 내성을 획득한 세균은 화학구조가 유사한 다른 β-락탐제에 대해서도 한꺼번에 저항을 나타내는 경우가 있다. 이것을 〈교차내성〉이라고 한다.

약제회사나 연구개발자가 고생 끝에 신약을 개발하더라도 병원 안팎에서 다종의 내성균이 우글거리는 현 상황에서는 이 교차내성에 의해 순식간에 폐기처분 될지도 모른다. 제약회사들이 연구 투자를 하기 어려운 데에는 이런 배경도 있다.

항생제의 남용으로 내성균이 증가하면 결국 우리들이 그 대가를 치를 수밖에 없다.

밥상에 미치는 영향

1940년대 중반부터 미국에서는 항생제를 제조하고 남은 찌꺼기를 사료에 섞어 먹이면 병아리의 성장이 나아진다는 여러 편의 논문이 발표되었다. 그러한 효과가 있다고 인정된 최초의 항생제는 〈스트렙토마이신〉이고 그 후 〈테트라사이클린〉, 〈클로르테트라사이클린〉, 〈페니실린〉, 〈바시트라신〉 등으로 이어졌다. 이처럼 1951년 이후부터 가축을 빠르게 성장시키려고 항생제를 섞여 먹이는 방법은 전 세계적으로 급속히 확산되었다.

1부에서도 언급했듯이 공장형 가축사육은 감염균이 퍼지기 쉬워 항생제가 많이 사용된다. 그 양은 일본의 경우 연간 900톤. 가축 외에도 양식용이나 농업용 등을 더하면 일본의 식료 생산현장에서만 항생제가 연간 1200톤 가까이 사용되고 있다.

축산, 양식어, 채소, 과일, 벼 등에 대량으로 사용된 항생제의 내성균은 어떤 경로로 확산되며 인간에게는 어떤 영향을 주는 것일까?

세계 각국의 연구가 계속되고 있지만 명확한 내용과 흐름이 나와 있지는 않다. 사실 항생제 사용 장소에서 내성균이 선택 증식할 것이라는 추론은 쉽지만 병균이 어디서 어떻게 내성유전자를 획득하는가는 간단하게 설명할 수 없다. 병원이나 가정의 치료용 약에 의해 생겨난 내성균과 식품생산현장에서 생겨난 내성균은 인간이나 물자의 왕래와 접촉 속에서 복잡하게 서로 영향을 주고받으며 얽혀 있기 때문에 마치 '달걀이 먼저냐 닭이 먼저냐'는 경우와 비슷하다.

이미 1970년대 이후 세계의 많은 연구자들은 항생제를 사료에 첨가하는 것은 가축뿐만 아니라 식품을 통해 사람에게도 항생제에 대한 내성을 지니게 할 위험성이 있다고 경고하였다. 또한 90년대 들어 WHO에서도 〈동물에 항생제를 사용하는 것이 사람의 건강에 어떤 영향을 미치는가〉라는 주제를 채택해 검토한 바 있다.

이러한 일련의 움직임 가운데, 내성균의 전염 경로를 시사하는 사례로 주목받은 것이 바로 VRE 반코마이신 내성 장구균 이었다. 사료첨가물로 사용되는 〈아보파신〉 항생제가 VRE 발생에 관여되어 있을 가능성이 지적된 것이다. 아보파신은 1969년에 방선균에서 발견되어 미국의 제약회사가 제품화한 항생제다. 주로 사료첨가물로 쓰여 닭 등에게 사용되는 전 세계적인 성장촉진용 항생제로서, 그 화학구조는 MRSA 메티실린 내성 황색포도상구균 의 특효약인 〈반코마이신〉과 유사했다. 아보파신은 프랑스나 영국, 룩셈부르크 등 유럽에서 많이 이용되었는데 덴마크에서는 20년에 걸쳐 병원에서 사용한 반코마이신의 1000배가 넘는 양이 사료에 첨가되었다고 한다. 이 때문에 가축의 위에서 내성을 획득한 장구균이 생고기에 붙어 시장에서 거래되어 손이나 조리기를 통해 인간의 체내에 들어갔다고 추정되고 있다.

아보파신에 내성이 생기니 구조가 비슷한 반코마이신도 듣지 않게 된다는 것, 바로 이 것이 교차내성의 가장 큰 문제점이다.

1986년 영국과 프랑스를 시작으로 사람에서도 VRE가 검출되었고, 순식간에 유럽 전역으로 퍼졌다. 1995년 덴마크는 VRE를 증가시킬 우려가 있다 하여 아보파신의 사료 첨가를 제일 먼저 금지했다. 이 듬해에는 독일이 사용을 금지하고 97년에는 유럽 전체가 금지를 단행했다.

일본에서는 1985년에 아보파신이 사료첨가물로 지정되어 닭의 성장촉진용으로 사용되었다. 일본에서 아보파신 판매회사는 광고에서 "사료영양분의 효과적인 이용을 촉진해서 브로일러의 생산성을 높이는 뛰어난 효과와 높은 안전성이 특징"이라며 자랑했지만 1997년에 유럽의 움직임을 받아들여 아보파신의 사료첨가를 금지하였다.

그러나 사용을 금지했다고 해도 안심할 수는 없다. 덴마크는 사용을 중지한 지 2년이 지났음에도 불구하고 브로일러산업의 VRE가 소멸되지 않았다. 이는 항생제를 사용하지 않아도 한번 내성이 발생한 균은 간단하게 그 내성을 포기하지 않는다는 것을 시사한다.

또 일본은 매년 50여 만 톤의 닭고기를 해외에서 수입하고 있는데, 1999년 나고야 시 위생연구소가 베트남산 구이용 닭고기에서 VRE를 검출했다. 요코하마와 고베의 검역소도 2002년까지 프랑스, 타이, 중국, 브라질 등의 수입 닭고기와 독일산 돼지고기에서 VRE를 검출했다. 그나마 이렇게 먹기 직전에라도 알 수 있는 것은 전체 실태에 비하면 극히 일부일 것이다.

1999년 군마 대학 의학부 이케 야스요시 교수는 지금까지 후생성에 보고된 일본의 VRE 환자 8명 중 3명이 타이산 수입 닭고기에 의한 보균자라는 것을 유전자 배열 비교로 밝혔다.

때리면 때릴수록 내성균도 강해진다

VRE가 가지는 반코마이신 내성유전자에는 몇 개의 타입이 있는데, 내성도가 높은 vanA로 불리는 타입은 플라즈미드 위에 타고 있다가 자기 자신을 복제하는 능력을 가진 플라즈미드를 타고 옮겨 다니면서 다른 균들을 같은 무리로 끌어들인다. vanA는 폐렴구균이나 수막염, 태아패혈증 등의 원인이 되는 리스테리아, 사람 잡는 박테리아로 불리는 공포의 대상, 연쇄구균에도 옮아갈 수 있다.

세균이 항생제에 대한 내성을 획득하는 과정은 돌연변이나 카세트 염색체, 플라즈미드에 의한 접합전달만이 있는 것은 아니다.

폐렴구균이나 연쇄구균, 임균이나 수막염균 등은 〈형질 전환〉이라는 수단을 이용하여 내성을 얻는다. 이것은 죽은 균의 DNA를 먹고 자신의 염색체에 정보를 담아 내성화하는 방법인데, 일부 녹농균도 이 방법을 이용해 내성을 강화하고 있다.

또한 세균에 기생하는 파지 바이러스가 내성균의 플라즈미드를 끌어안고 균체 밖으로 꺼내 다른 세균을 감염시킴으로써 내성을 주

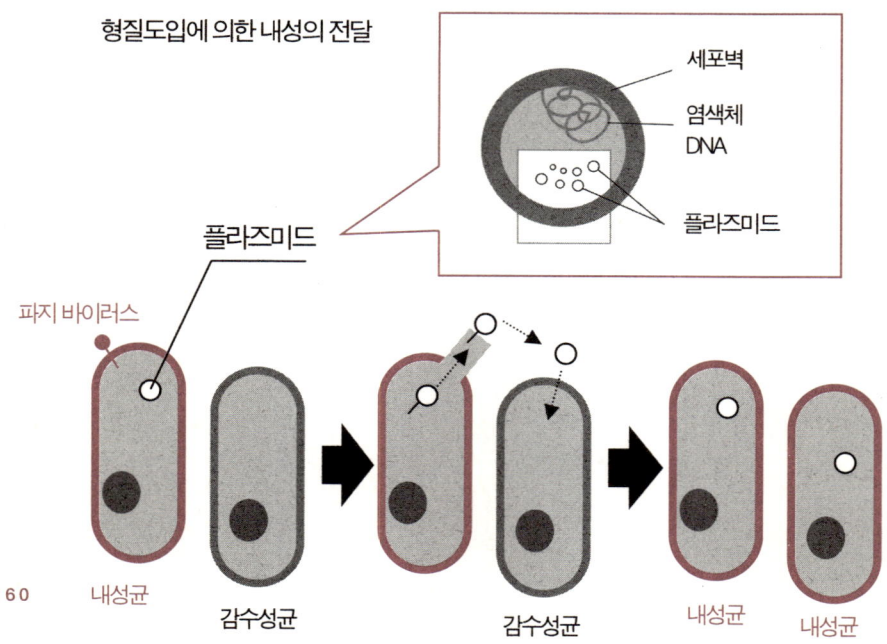

입하는 〈형질 도입〉이라는 방법이나, 움직이는 유전자라고 불리는 〈트랜스포즌transposon에 의한 내성전달〉등이 있다. 트랜스포즌은 자기 자신을 복제한 후에 다시 스스로 움직여 다른 균으로 옮겨가 그 염색체나 플라즈미드 속으로 파고 들어가는, 마치 닌자와 같은 능력을 가지고 있다.

세균은 우리들이 눈치 채지 못하는 사이에 이렇게 다양한 전법을 구사하면서 내성유전자를 주고받으며 증식하고 있다. 게다가 항생제에 대한 내성 뿐만 아니라 카드뮴이나 수은 등 중금속을 비롯해 소독제, 항암제, 때로는 방사선에 대한 내성까지 겸할 수 있다.

세균들은 1000분의 1밀리미터라는 크기의 작고 보잘 것 없는 존재지만 가혹한 환경도 아랑곳하지 않는 만만치 않은 생물이다.

축산의 항생제 문제

내성균 문제를 해결하기 위해서는 어쨌든 항생제의 남용을 중단하는 수밖에 없다. 항생제로부터 받는 은혜를 저버리는 듯해서 쉽지는 않겠지만 적어도 가축의 성장촉진에 사용하는 것은 제한할 수 있지 않을까?

사단법인 일본동물약사협회의 오오시마 사토시 씨는 사료에 첨가되는 항생제에 대해

"대체할 수 있는 다른 것이 있다면 사료에 항생제를 넣지 않는 것이 당연히 좋겠지만……. 구연산이나 효소를 사용한 실험이 있지만 병 예방과 성장 촉진용으로 현재의 항생제를 대신할 수는 없을 것 같다. 덴마크의 경우98년에 닭과 돼지에 항생제

사료첨가를 금지하자 갑자기 새끼돼지의 설사를 비롯한 여러 병이 늘어 치료를 위해 항생제를 투여해야 했기에 오히려 총 사용량이 늘어나 버렸다"

고 말한 바 있다.

덴마크에서 집계된 수치를 보면 98년 당시 가축에 경구 투여된 항생제는 29.5톤 이었지만, 그 후 해를 거듭할수록 증가해 2001년에는 59.3톤 이나 되었다. 또 오오시마 씨는 닭의 콕시듐 병을 막을 수 없게 된다고 지적한다. 콕시듐 병은 닭에게 심한 혈변이나 설사를 일으켜 사망하게 하는 무서운 병이다.

"이 병이 발생하면 순식간에 퍼져 일본의 브로일러 산업은 무너져 버릴지도 모릅니다. 항생제 사료첨가는 50년 동안 문제가 없던 일인데 왜 지금 난리입니까? 소비자들에게 유전자조작식품이나 가축에 대한 호르몬제 투여 등이 훨씬 큰 관심사가 아니었습니까? 첨가를 그만두는 일은 간단하지만 그 결과로 병이 증가하면 건강상태가 안 좋은 고기를 먹어야 할지도 모릅니다. 내성균을 억제하는 것도 중요하지만, 가장 중요한 것은 유익함과 위험과의 균형을 맞추는 일이라고 생각합니다."

일본 당국에 "항생제에 의존하지 않는 사육 방법도 있지 않느냐"고 물은 결과 대답은 다음과 같았다.

"성장촉진이라는 혜택이 있으므로 유해성이나 잔류위험, 내성균 문제 등을 해결하면서 사용하면 된다고 생각합니다. 첨가를 그만두면 사료 양이 증가하고 분뇨도 같이 증가해 환경에 부담이 되겠죠. 물론 가격에도 영향을 주고 자급률이 더욱 떨어진다는 문제도 생깁니다."

일본 정부는 현재 〈농업자재심의회 사료분과회 안전성부회〉라는 전문 부서를 통해 사료 첨가용 항생제에 대한 재고 여부를 지속적으로 검토하고 있다. EU는 2006년 1월까지 콕시디움을 제외하고는 사료에 첨가하는 성장촉진용 항생제를 금지하는 방침을 이미 내놓았다. 식품위생법을 주관하는 당국은 어떻게 이해하고 있을까?

"VRE는 항상 손을 씻고 고기를 70도 이상에서 충분히 가열하면 특별히 문제가 발생하지 않는다. 보균자가 되어도 건강하다면 이상이 발생하지 않기 때문에 위기 상황은 아니다"

일본 후생노동성 의약식품국 식품안전부 감시안전과는 극히 냉철한 듯이 대답했다.

만일 지금 당장 항생제의 사용을 엄격하게 제한한다 하더라도 도대체 어느 정도 기간이 지나야 내성균이 소멸하는 것인가? 준텐도 대학 의학부 세균학 교실의 히라마츠 게이치 교수에 의하면, 이 질문에 대한 대답은 거의 절망적이라 할 수 있었다.

"병원내 내성균은 외부에서 다른 균이 들어오지 않는다면 몇 년 안에 해결되겠죠. 그러나 문제는 병원 밖에 퍼져있는 내성균입니다. 수학적 예측으로 판단하면 시중 획득 MRSA나 페니실린 내성폐렴구균 등을 전부 없애기 위해서는 적어도 수십 년이 필요할 것입니다."

2001년 5월 VRE나 MRSA에 대항할 수 있는 신약으로 항생제 〈리네졸리드 linezolid〉가 발매되었다. 또한 2003년 5월에는 스트렙토그라민 계열의 신약 〈퀴누프리스틴 달포프리스틴 quinupristin-dalfopristin〉이 등장했다. 반코마이신이 패하고 비장의 카드를 잃은 우리에게 어쩌면 희소식이라 할 수도 있을 것이다. 그러나 히라마츠 교수는 이렇게 단언한다.

"확실히 현 시점에서는 중요한 약제입니다. 하지만 세균에 대한 최종적인 항생제는 될 수 없습니다. 이러한 신약에도 내성균은 반드시 나타나기 때문이죠."

일찍이 항생제는 마법의 탄환으로 불리며 세균 감염병이라는 재앙에서 사람들을 구했다.

그러나 그 마법은 분명 풀리고 있다. 눈에도 보이지 않고 냄새도 없는 내성균은 숨어서 힘을 기르며 지금 이 순간에도 내성유전자를 주고받으며 계속 증식하고 있을 것이다.

쇠사슬이 풀린 짐승처럼 인간을 덮칠 기회를 노리고 있는 세균들…… 당신 자신이나 가족들을 내성균이라는 위험에서 지키기 위해 할 수 있는 일은 분명 있을 것이다.

효과적인 항생제 복용법

테라사와 마사히코

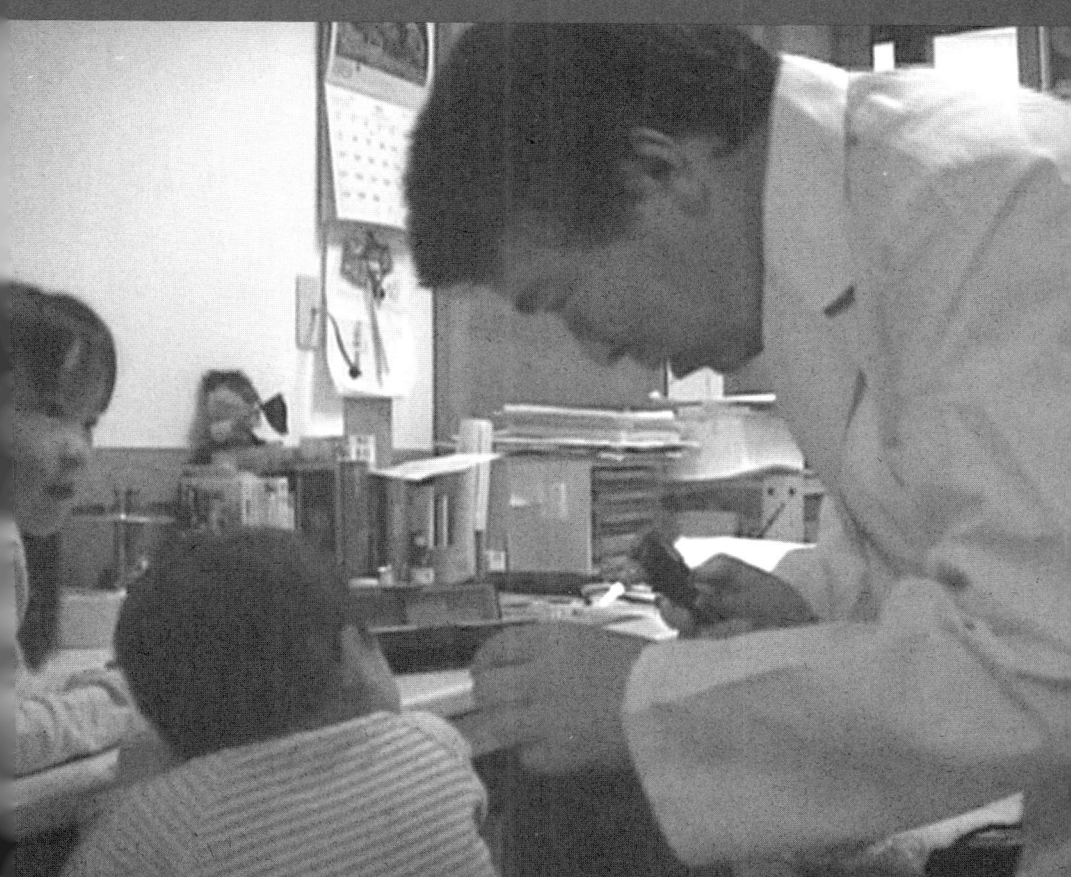

테라사와 마사히코 寺澤政彦
소아과 의사. 1953년 출생. 아키타대학 의학부 졸업. 도후쿠대학 대학원 졸업. 1990년부터 센다이 시내에 소아과 의원을 개업하고 내성균, 알레르기, 새집증후군 등의 치료와 예방을 위해 활동하고 있다.

아이들의 병이 낫지 않는다
의료현장에서 본 내성균

농가진이 낫지 않는다

내가 일본 센다이에서 소아과 의원을 개업한 지 얼마 되지 않은 1992년 즈음, 여태까지 처방하여 잘 들었던 세펨 계열 항생제로는 농가진을 고칠 수 없다는 것을 알게 되었다. 농가진은 긁어서 낸 상처 등에 주로 황색포도상구균, 용혈성 연쇄구균, 녹농균이 들어가 전신에 수포가 퍼지는 증상으로 아이들에게서 흔히 볼 수 있는 감염증이다.

세펨 계열 항생제를 복용해도 농가진이 낫지 않는 경우에는 항생제가 포함된 스테로이드 연고인 〈린데론 VG〉로 수포 부분을 소독한 후에 발랐다. 그러나 어느새 그것도 잘 듣지 않게 되었고 치료가 어려워지자 다른 아이들에게까지 감염을 일으키고 말았다. 원인이 되는 세균이 항생제에 강한 내성을 지녔기 때문이다.

당연히 농가진에 효과가 없어진 세펨 계열 항생제를 처방할 수 없게 되었고, 중증의 농가진에는 다른 계열의 항생제를 점적주사해야 하는 사례도 나왔다. 또 어떤 아이는 수두에 걸려 피부과 진찰을 받은 후 린데론 VG연고 처방을 받아왔다. 그런데 수두는 본래 자연 치유되는 병으로 약을 바를 필요가 없다. 문제는 린데론 VG연고를 수두 발진에 바른 부분만 켈로이드*가 되어 부풀어오른 것이다. 내가 처방한 약이 아니었지만 그러한 부작용을 눈으로 직접 본 후에는 농가진에 항생제가 들어간 스테로이드 연고 처방을 그만두게 되었다. 그리고 〈황산겐타마이신〉 연고도 효과가 없어서 사용을 그만두었다. 대신 포비돈 요오드 소독액을 사용하였다.

잇따라 발매된 새로운 항생제를 사용해봐도 효과는 각양각색이며 만족스런 결과를 얻지 못했다. 그래도 수년간은 테트라사이클린 계열은 잘 들었지만 농가진은 테트라사이클린 계열에도 곧 내성이 생겨 치료하기가 어려운 병이 되고 말았다.

항생제가 듣지 않는 것, 이것은 의료계의 커다란 문제이다. 집단 보육 시설에서 감염된 아이가 항생제 치료를 받고도 낫는 데에 한 달이 걸린 예도 흔하다.

내가 진찰한 어린이 농가진 환자들은 대부분 발병 후 몇 주가 지나서야 병원을 찾아가 몇 종류의 세펨 계열 항생제를 받아 먹었지만

*켈로이드 keloid. 피부의 결합조직이 증식하여 딱딱해진 양성종양. 보통 편평하게 부풀어 오르고 표면에 광택이 있으며 빨간색을 띤 것이 많다. 흔히 돌기가 게의 다리모양처럼 되어있기 때문에 해족종蟹足腫이라고도 한다.

효과가 없었던 사례들뿐이었다.

최근 5년간은 테트라사이클린 계열의 대체약품으로 항균제를 이중배합한 〈ST합제〉가 효과가 있었다. 그런데 지난 1년 동안에는 ST합제를 5일 이상 사용해도 약을 중지하면 금새 재발하는 사례가 나왔다. 항생제가 들어간 연고나 포비돈 요오드 소독액도 전혀 효과가 없었다.

특히 최근의 병원균으로는 페니실린 계열 항생제에 내성을 지닌 포도상구균인 MRSA가 종종 검출되었다. 또 최근 1년간 본인의 소아과병원 환자 가운데 농가진에서 검출한 포도상구균 중 15퍼센트가 MRSA였다.

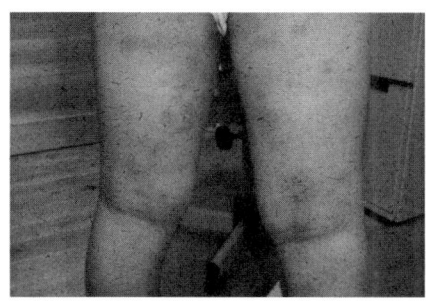

전형적인 아이들의 농가진
요즘 들어 아이들의 농가진이
잘 낫지 않는 이유는
생활공간에서
내성균이 점점 증가하기 때문이다.

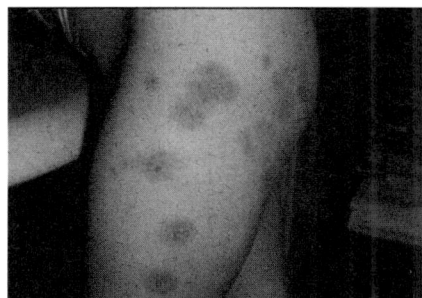

어떤 조사에서는 농가진에 걸린 아이가 가지고 있던 황색포도상구균 유전자의 60퍼센트가 MRSA라는 결과도 있다. 이 문제에 신경을 쓰고 있는 나에게는 충격적인 결과였다.

이처럼 농가진이 낫기 힘들어진 가장 큰 이유는 내성균이 점점 증가하기 때문이다.

중이염을 고칠 수 없다

아이들의 중이염이 잘 낫지 않는다고 실감하기 시작한 때는 5년 전인 1999년 무렵이었다. 우리 병원에서는 개원 직후부터 감염증 초기나 발병 후 해열이 된 아이들을 보육하는 '병후 아동 보육'을 실시하고 있는데, 최근 4~5년 동안은 중이염에 걸린 아이가 빠지지 않고 늘 있었다. 중이염으로 몇 번씩 입원했던 경험이 있는 아이들이었다.

유아 중이염의 주요한 원인은 폐렴구균과 인플루엔자균, 그리고 모락셀라·카타라리스이다. 그 중에서도 특히 폐렴구균에 항생제가 잘 듣지 않고 있다. 2002년 센다이 시내의 개업의원 조사에 따르면, 감기증상으로 진찰을 받고 항생제를 3일 동안 먹었는데도 열이 내리지 않는 3세 미만 아이들의 50퍼센트에서 폐렴구균이 발견됐다.

내성균에 의한 중이염은 특히 3세 이하의 보육원아에게 많았고 입원이 필요한 중이염의 80퍼센트 이상도 보육원에 다니는 아이들이었다. 이와 같은 아이들에게서는 페니실린에 내성이 있는 균인 PRSP가 대부분 검출되었다. 우리 병원에서 PRSP를 검출한 아이들 역시 모두 입원 경험이 있었다. PRSP는 페니실린뿐만 아니라 세펨 계열, 매크로라이드 계열, 테트라사이클린 계열 항생제에도 내성을 가지고 있었다. 이런 세균이 발견된 아이들에게는 입원 중은 물론 퇴원 후에도 먹일 약이 없다. 완전히 제균할 수 있는 경구 항생제가 없기 때문이다.

급성 중이염은 80퍼센트가 자연히 낫는 병이었다. 그러나 가벼운 감기에도 항생제를 많이 사용한 결과 내성균은 크게 늘어났고, 이 때문에 이제는 약이 아니라 병원에서 항생제 점적주사에 의지해야 하는 예가 급증하고 있다. 이대로라면 머지않아 입원치료도 예사롭게 될 예감마저 든다.

몇 번씩 입원치료를 해도 완치되지 않는 중이염에는 결국 고막에 튜브를 넣는다. 그런데 몇 년 후 튜브를 제거하고 난 뒤에 고막이 막히지 않아 인공고막 수술이 필요한 경우도 있는데, 역시 내성균 때문에 구멍이 막히지 않을 가능성이 크다.

중이염이 낫지 않는 아이들은 보육원에 보내는 것을 주의해야 한다. 보육원에서 다시 감염될 수 있기 때문이다. 이런 경우에는 일반 보육원에 보내지 말고 병원 보육시설을 이용하는 편이 좋다.

일하는 엄마들은 잘 낫지 않는 아이들의 병으로 잦은 휴가 끝에 결국 일을 그만두게 되는 지경에까지 이르렀다. 최근 반 년 동안 우리 병원을 찾는 아이들의 어머니 가운데에 일을 그만 둔 사람은 세 명이나 있었다. 신문기자, 은행원 등 모두 전문직종의 여성들이었다.

내성균은 아이들뿐 아니라 가족의 인생마저 변화시켰다. 항생제 내성균 문제는 이처럼 심각한 사회문제를 야기하고 있는 것이다.

나는 의과대학을 졸업하고 초보 의사 시절에 선배가 내는 처방을 흉내 내어 약을 처방했다. 항생제가 필요한지 어떤지 엄밀히 생각하여 처방을 내리지 않았다.

"감기에 항생제는 효과가 없다"고 교과서에도 써 있었지만, 선배 의사들은 감기라도 항생제를 먹어야 합병증도 적고 치료가 빠르다며 거의 모든 치료에 항생제를 처방했다. 그것은 과거 일본 의료계 전반에서 용인된 진료의 표준이기도 했다.

20년 전에는 세펨 계열 항생제의 종류가 적어 처방하는 항생제는 대부분 〈페니실린〉이거나 〈매크로라이드〉였다. 주사하는 항생제는 포도상구균 등 몇 종류의 세균에만 듣는 제1세대 세펨이라 부르는 것이었다. 그나마 내성균 문제가 거의 없는 편한 시대였다. 그러나 내성균이 퍼지고 나자 항생제로 병을 고치기 힘든 지금의 시대를 맞이하게 되었다.

어른과는 다른 아이들의 감염증

5세 미만의 영유아는 평균적으로 1년에 10회는 감기에 걸리고 열이 난다. 그 중에서도 보육원과 유치원에서 집단생활을 하고 있는 아이들은 감염증이 옮는 빈도가 높아서 그 증상이 어른과는 전혀 다르다.

아이들의 감염증 증상으로 흔한 것은 발열이 가장 많고 그 다음으로 위장염에 의한 구토와 설사가 자주 나타난다. 이 밖에도 기관지염에 의한 기침과 천명, 중이염, 황색포도상구균 감염에 의한 농가진, 바이러스 감염에 의한 물사마귀 등 감염증의 증상은 다채롭다. 인플루엔자 바이러스의 감염으로 갑자기 고열이 나고 경련을 일으키거나 발진이 일어나기도 한다.

감염증의 증상은 환자의 연령과 매우 중요한 연관이 있다. 예를 들어 홍역은 어릴 때 걸리면 가벼운 증상을 보이며 어떻게든 낫지만 성인이 되어 걸리면 중증의 폐렴으로 사망하는 경우가 있다. 유행성 이하선염속칭 볼거리은 10세 전에는 경증이지만, 사춘기 이후에는 고환염이나 췌염 등의 중증이 된다. 수두는 성인에게는 폐렴이 되는 경우가 있고 풍진도 관절염이 되는 등 성인이 감염되면 중증으로 악화될 수 있는 바이러스 감영증이 있다.

EB바이러스 감염증인 전염성 단핵증은 소아에게는 급성 인후염만으로 끝나는 경우가 많은데 사춘기 이후에 걸리면 고열이 나고 간 기능 장해 등의 합병증을 일으킬 수 있다.

바이러스 감염과 마찬가지로 세균성 질환도 연령에 따라 차이가 있다. 폐렴구균 감염증은 5세 전후에 면역이 생기는데, 면역이 생길 때까지는 폐렴구균에 의한 중이염, 축농증, 기관지염 등이 빈번히 일어난다.

면역이 생기고 성인이 되면 폐렴구균은 중요한 병원균이 되지 않는다. 한편 65세 이상은 면역이 저하되어 다시 폐렴구균에 의한 폐렴이 증가하여 종종 사망의 원인이 되기도 한다.

수막염에도 연령에 따라 원인 세균에 차이가 있다. 3개월 미만에서는 B군 연쇄구균, 대장균, 3개월 이후는 인플루엔자균, 폐렴구균, 성인에서는 대장균이 주된 병원균이다.

이렇게 감염증에 걸리는 연령에 따라 증상이 심해지거나 원인균이 달라지기 때문에 간단히 약을 처방해서는 안 된다.

항생제가 불러오는 아이들의 알레르기

소아과 진찰은 농가진, 중이염, 용혈성 연쇄구균 감염증 등의 세균 감염증과 감기, 기관지염, 폐렴, 세細기관지염 등 바이러스 감염증이 가장 많고, 그 다음이 천식, 아토피성 피부염, 꽃가루 알레르기 등 알레르기성 질환이다.

감기에 자주 걸리는 아이들, 아토피성 피부염, 천식에 걸린 아이들은 잘못된 식생활의 영향이 크다. 아이들에게서 흔히 볼 수 있는 잘못된 식사 습관은 과식, 소식, 편식, 깨작거림, 잘 씹지 않고 삼킴, 딱딱한 것을 삼키지 못하는 것 등이 눈에 띄었다. 최근 소아과에 온 아이들의 식사 내용을 물어보니 한 입에 들어갈 크기의 컵 젤리만 아침식사로 몇 개씩 먹고 있는 예가 흔했다. 또 패스트푸드, 정크푸드처럼 안전하고 건강한 음식과는 거리가 먼 지방분이 많고 섬유질은 적은 음식을 좋아했다.

몇 차례 중이염을 반복한 아이들은 알레르기가 흔하고, 특히 삼출성 중이염에 걸린 아이들은 대부분 알레르기가 있었다. 세균에 저항하는 힘이 약한 것과 알레르기는 깊은 연관이 있어 보인다.

아이들은 가벼운 감기에 걸리고 낫는 것을 반복하면서 면역을 기르며 성장한다. 가벼운 감기나 세균 감염증을 여러 번 앓다 보면 면역력도 증가해 자기 자신을 지키게 된다. 더러 이미지가 나쁜 감염증도 인간에게 없어서는 안 될 존재이다. 인간은 무균 상태에서 오래 있을수록 면역 기능이 약해진다.

세균이나 바이러스에 의한 감염증으로부터 몸을 지키는 생리작용에는 백혈구나 항체가 작용하는 〈면역 작용〉과 점막의 방어 등 〈비면역 작용〉이 있다. 의학과 영양학 면에서는 면역 작용과 비면역 작용에 영향을 주는 요소로 식사 중의 〈지방산〉과 〈장내 세균〉이 중요하다.

지방 성분에서는 필수 지방산으로 식품에서 섭취하는 n-3계 지방산과 n-6계 지방산의 적당한 균형이 정상적인 신체기능 유지를 위해 중요하다. 다소 전문적이지만 〈n-6계 지방산〉은 리놀산, 아라키돈산, 〈n-3계 지방산〉에는 EPA 이코사펜타엔산, DHA 도코사헥사엔산, α-리놀렌산이 대표적이다.

n-6계 지방산은 일반적인 식물성 기름인 홍화유, 대두유, 옥수수유, 참기름과, 소와 돼지고기의 비계와 간, 달걀 흰자위에 많이 함유되어 있다. n-3계 지방산은 〈EPA〉로는 연어알젓, 마래미, 정어리, 비웃 등에, 〈DHA〉는 다랑어, 연어알젓, 참돔, 방어, 장어, 꽁치 등에, 〈α-리놀렌산〉은 차조기유, 들기름, 아마인유 등에 많이 함유되어 있다. 따라서 섭취량은 아무래도 n-6계 지방산보다 n-3계 지방산이 적은 경향이 있다.

n-6계 지방산의 과잉섭취는 백혈구 기능의 저하를 가져오며 한편으로 과잉 염증반응, 알레르기 반응을 일으키기도 한다. n-3계 지방산 섭취를 늘리면 알레르기 질환의 증상이 좋아진다는 보고가 많다.

인간과 미생물은 미묘한 공생관계를 유지하고 있다. 인간의 몸 속에는 장내 세균만 100조 개가 존재한다. 피부 표면 등을 포함하면 더욱 더 많은 세균이 우리들의 존재를 유지하고 있다.

피부와 장에서는 외부로부터의 바이러스나 세균의 공격과 침입에서 인간을 지키고 장내에서는 비타민을 생산하여 인간을 지탱하고 있다. 또한 장내 세균은 인간의 면역반응도 조절하고 있다.

그래서 장내 세균과 정상균의 역할은 중요하다. 세균에 대한 저항력에는 제1단계 침입을 저지하는 피부와 점막의 방어 작용과 제2단계 몸에 들어가서 매크로파지 등이 세균을 잡아먹는 작용, 그리고 제3단계인 혈청 속의 항체가 세균과 결합하여 죽이는 작용이 있다. 세균감염에서는 제3단계의 면역작용이 그다지 효과가 없기 때문에 제1단계와 제2단계가 중요하다. 피부의 정상균과 장내 세균은 비면역 작용 및 면역작용 양쪽에서 중요한 역할을 하고 있다.

정상균은 피부로부터의 세균과 바이러스 침입을 막고, 장내 세균은 입으로 들어온 다양한 세균의 증식을 억제하여 식중독 등을 방지한다. 점막과 피부의 방어 작용은 피부, 점막이 건강하지 않으면 작용하지 않는다. 피부, 점막의 건강에는 비타민A, C, B 등과 아연, 철 등의 미네랄이 필수적이다.

세균에 저항하는 제2단계는 〈선천성 면역〉이라 불리고 있다. 이와 관련된 것으로는 매크로파지, 내추럴 킬러 세포, 수상樹狀세포로 보체補體와 자연항체가 협동하여 이물질을 인식하고 세균을 잡아먹고 살균한다. 영양 섭취가 불충분하면 선천성 면역 기능은 바로 떨어지는데, 항체가 작용하는 제3단계의 〈획득 면역〉도 영양상태가 나쁘면 가장 먼저 저하되어 감염증에 걸리기 쉬워지며 회복에도 시간이 걸린다.

100조 개에 달하는 장내 세균은 우리의 몸을 구성하는 세포의 개수를 웃돌고 있다. 신진대사 능력은 간만큼 중요해서 여섯 번째의 장기라고 부를 정도인데, 장관은 소화와 흡수와 함께 면역기관으로서의 기능을 함께 갖추고 있다.

장내 세균과 소화관의 장관 면역계는 세균이 생체로 침습하는 것을 막고, 무해한 음식물에 대해서 불필요한 면역반응이 일어나는 것을 억제한다. 그래서 인위적으로 균을 없앤 무균동물은 세균감염에 대한 저항력이 현저하게 떨어지는 것이다.

보통 입으로 먹은 것에 대해서는 면역반응이 거의 일어나지 않는데, 이 중요한 면역현상을 〈경구면역관용〉이라 부른다. 아이들은 물론 성인에게도 계속 증가하고 있는 음식물 알레르기는 이 경구면역관용이 정상적으로 작동하지 않아서 보이는 증상이다. 무균환경에 놓여진 쥐에게서는 경구면역관용이 유도되기 힘들고, 이유기의 쥐에 항생제를 투여한 경우에도 같은 현상이 나타나는 것을 볼 때, 면역계가 정상적으로 작용하기 위해서는 장내에 정착하는 세균으로부터의 자극이 필요하다는 것을 알 수 있다.

사람의 경우에도 유소아기에 항생제를 복용한 적이 있으면 성장해서도 알레르기 질환의 위험이 높아진다. 특히 부모의 알레르기 경력에서 받은 유전적 알레르기 소인을 가지고 있는 아이들은 항생제와의 연관이 강하다고 알려져 있다. 또 알레르기가 있는 아이들의 장내 세균은 정상 유아와 비교해서 비피더스균과 유산균이 적고 악옥균惡玉菌이 많다는 보고를 보더라도 항생제의 남용이 알레르기 증가의 원인일 가능성이 크다.

식품에 남아있는 항생제나 농약도 의심스러운 것은 마찬가지다. 축산이나 농사에서 사용하는 항생제는 의료에서 사용되는 것과 같은 종류다. 감염증에 대한 면역작용을 약화시키는 항생제의 안이한 사용은 의료와 같이 농업에서도 경계해야 한다.

면역계가 미숙한 성장기에 항생제로 의한 장내 세균의 혼란이 생기면 면역의 균형을 이루지 못해 알레르기 발생의 위험성을 높인다. 항생제의 남용을 멈추고 장내세균을 정상적으로 유지하면 정상적인 면역기능이 균형적으로 발달하여 알레르기의 발병을 막고, 병의 개선에도 큰 도움이 된다.

한편, 채소와 과일의 섭취는 백혈구 수를 증가시킬 뿐만 아니라 백혈구 기능 활성화라는 질적인 면에서도 면역 활성제와 같은 효과가 있다. 아이들이 싫어하는 녹황색 채소 시금치, 피망, 당근 등 나 담색 채소 무, 양파, 콩나물 등 의 대부분이 면역 활성화 작용을 한다.

식생활에서 햄버거 등의 패스트푸드, 인스턴트 가공식품 등을 줄이고, 전통식 중심의 채소, 과일, 해조, 단백질을 충분히 섭취하고, 과도한 지방 섭취를 피하고 n-3계 지방산이 많이 섭취하도록 해야 한다. 또 잔류농약의 위험이나 항생제를 사용하지 않은 식품을 골라 먹고 감기 등에 안이하게 항생제를 복용하지 말아야 한다. 이렇게 주의를 기울이면 알레르기와 세균감염에 이길 수 있는 신체를 만들 수 있다.

또한 고령자는 장내세균 중 비피더스균 같은 선옥균이 감소하는 등 어릴 때 획득한 면역이 점차 없어지고 쇠약해져서 다시 감염증 빈도가 증가되는 것이므로 정상적인 장내 세균을 유지하도록 신경 써야 한다.

인간은 신체뿐만 아니라 식생활에서도 세균이 없어서는 안 되는 존재이다. 유용한 세균인 납두균 納豆菌 을 비롯해 된장, 간장, 술, 와인,

치즈, 가다랭이포 등 발효에 관계된 수없이 많은 세균은 발효식품을 통해 우리의 식생활을 풍요롭게 한다.

　1부에서도 언급되었듯이 발효식품에 든 유용한 균들은 장의 면역을 자극하고 강화하여 바이러스 감염으로부터 우리를 지켜준다. 게다가 계속 증가하고 있는 음식물 알레르기 예방에도 중요한 역할을 하고 있다는 점도 이미 알려진 사실이다. 이러한 작용을 가진 발효식품을 이용하여 건강을 유지하는 것은 약과 달리 부작용이 없다.
　의식적으로 발효식품을 식생활에 도입하기를 권한다.

내성균 Q & A

의사 선생님, 어떻게 하면 좋죠?

1. 감기, 인플루엔자, 열에 관한 질문

Q1〉감기에 먹는 항생제는 효과가 있나요?

감기는 상기도의 감염증입니다. 증상은 목의 통증, 재채기, 콧물 코막힘 등입니다. 원인에는 코감기 바이러스인 라이노 바이러스, 코로나 바이러스, 인플루엔자 바이러스, 파라인플루엔자 바이러스, RS 바이러스 등이 있습니다.

감기의 80~90퍼센트 이상은 바이러스 감염증이라서 항생제는 효과가 없습니다. 폐렴 등 합병증 예방을 위한 항생제도 효과가 없습니다. 항생제가 필요한 것은 용혈성 연쇄구균 감염증 등 극히 일부분에 불과합니다.

용혈성 연쇄구균 감염증은 유일한 세균성 감기라고 할 수 있을지도 모릅니다. 열이 없고 목아픔, 재채기, 콧물 등의 증상이 나타나는 경우 알레르기성과 바이러스성을 구별하는 것은 매우 어려운 일입니다. 콧물에서 나오는 혈액 백혈구 세포의 일종으로서 기생충 질환과 알레르기 질환을 비롯한 여러 질환에서 증가하는 호산구 eosinophil, 好酸球라는 백혈구가 증가하면 알레르기의 가능성이 높지만 그것만으로 확실하다고 말할 수는 없습니다.

감염증의 경우 발병 후 2~3일 지나면 콧물이 투명한 색에서 누렇게 변합니다. 누렇게 되어도 그 내용은 정상균과 백혈구입니다. 표적이 되는 세균이 없으므로 항생제는 필요 없습니다.

그러나 38.5도 이상의 열이 3일 이상 계속되고 아침부터 고열이 나는 경우, 혹은 식욕부진, 호흡이 빨라지는 증상이 있을 때는 즉시 세균감염인지 아닌지 검사를 받아야 합니다.

Q2 〉 기침에는 항생제가 효과가 있습니까?

기침은 원래 기관지의 섬모운동, 연동운동으로 제거할 수 없는 기관지의 이물질을 없애는 반사운동으로 생리 현상입니다. 무턱대고 멈추게 하는 것은 좋지 않습니다. 단, 수면이나 안정을 요할 때 이를 방해하거나 늑골이 부러질 정도의 강한 기침을 할 때는 기침을 멎게 하는 약인 진해제의 처방이 필요합니다.

기침의 원인은 상기도염 편도선염, 축농증, 인후염 등, 기관지와 폐·흉막의 병 기관지염, 천식, 폐렴, 폐기종, 폐암, 폐결핵 등, 귓병, 신경성 병, 담배와 먼지 등에 의한 화학적 자극 등이 있습니다.

가장 많은 원인은 상기도염입니다. 상기도염은 대부분 바이러스성입니다. 기관지염, 폐렴인데도 입원하지 않는 경우의 반 이상은 바이러스성 감염증입니다.

한편 병원 입원 중에 일어나는 폐렴이나 기관지염은 병원내 감염이 원인으로 대부분이 세균성입니다. 세균은 대부분의 경우 항생제에 내성을 가지고 있어 치료가 곤란합니다.

특히 취학 이전의 아이들로 한정해서 보면 기침의 원인은 바이러스성과 알레르기성이 그 대부분을 차지하고 있습니다. 그래서 기침을 멎게 하는 약은 기침이 심하게 나서 잠들 수 없는 경우 등 특수한 경우를 제외하고는 사용해서는 안 됩니다. 기침만 있고 열, 식욕부진, 호흡곤란 등 다른 증상이 없다면 항생제 효과도 없다고 할 수 있습니다.

기침에 항생제가 필요한 감염증세는 백일해와 마이코플라즈마*, 클라미디아**감염증이 있습니다.

백일해의 경우 대부분 발열은 없고 낮에는 기침이 안 나오는데 밤이 되면 돌연 발작적으로 기침해 끝내는 구토를 합니다. 구토 후에는 기침이 멎습니다. 초기의 항생제가 효과가 있습니다.

---

*마이코플라즈마 Mycoplasmas 세포벽이 없는 원핵의 미생물로서 바이러스와 박테리아의 중간성질을 가지고 있다. beta-lactam계 항생제에 내성을 보이며 점막 표면에서 가장 흔하게 서식하고, 전형적으로 호흡기계, 요로계, 관절 등에 만성 염증을 유발한다.

**클라미디아 Chlamydia 그 원인이 되는 박테리아의 종류에 따라서 각기 다른 여러 가지 감염증이 나타난다. Chlamydia pneumonia, Chlamydia psittaci라는 세균은 폐렴을 일으키고, 클라미디아 트리코마티스-Chlamydia trachomatis라는 세균은 성병을 일으킨다마이코플라즈마, 클라미디아 감염증은 기침이 심한 것이 특징입니다. 기침이 심하게 나올 때, 이 병을 의심하여 항생제를 복용하면 열과 기침은 비교적 단기간에 개선됩니다. 백일해와 마이코플라즈마, 클라미디아 감염증 모두 매크로라이드 계열, 테트라사이클린 계열 항생제가 잘 듣습니다. 페니실린 계열, 세펨 계열은 후자의 경우라면 효과가 없습니다.

Q3 〉 콧물 증상에도 항생제의 효과가 있나요?

콧물은 코 점막에서 나오는 분비물입니다. 먼지, 바이러스 등의 이물질이나, 감염성 인자를 씻어내려고 생리적으로 분비되는 것입니다. 콧물이 나오는 주된 원인은 라이노바이러스 등의 코감기 바이러스와 알레르기성 비염입니다. 세균과 직접 관계가 있는 콧물은 드뭅니다.

콧물은 점점 누렇게 변하거나 녹색이 되는데 콧물은 콧속의 정상균과 백혈구와 분비물로 만들어집니다. 병원성 세균이 많이 있는 것이 아닙니다. 콧물이 장기간 콧속에 있어 정상균이 증식하고, 백혈구가 많이 모여 이렇게 변화한 것입니다.

코 점막에는 정상균이 있어서 쉽게 병원균이 침입할 수 없습니다. 따라서 보통 콧물에 항생제가 분명한 효과를 낸다는 것은 기대할 수 없습니다. 오히려 치료를 악화시킬 가능성도 있습니다. 발열이나 안면통증을 동반하지 않는 콧물은 〈항히스타민제〉의 내복이 유일한 치료라고 해도 좋습니다.

항생제 치료를 요하는 위험한 콧물은 엷은 갈색으로 줄줄 흐르는 경우입니다. 이것은 축농증이 급속히 악화되고 있을 때 나오는 것입니다. 이럴 때에는 대개 볼이 아프고 부어있는 경우가 많아서 환자를 그냥 방치하는 경우는 드물겠지만, 즉시 병원에서 진찰을 받아 항생제를 복용해야 합니다. 염증의 악화를 빨리 억제하기 위해 항생제의 점적주사 등이 필요할 수도 있습니다.

Q4 〉 열에 항생제는 효과가 있습니까?

  세균성 감염증이 확실하지 않고 발열 외에 다른 증상이 없는 경우, 설령 일주일간 고열이 계속된다 해도 항생제는 필요 없습니다. 발열이 일주일간 계속되어도 치료하지 않고 경과를 관찰한 수십 가지 사례에서 모두 이상이 없음이 밝혀졌습니다. 앞에서도 언급했듯이 기침, 호흡곤란, 구토, 설사 등의 증상이 없는 경우는 약 없이도 나을 수 있습니다. 감기에 걸리면 약을 먹지 않고 집에 돌아와 편안하게 자는 것이 제일입니다.

  발열은 뇌의 체온조절 중추 작용에 의해 체온이 정상보다 높아진 상태입니다. 체온에는 개인차와 연령차가 있으므로 자신의 평균 체온을 알아두는 것이 좋습니다. 열 생성의 75퍼센트는 근육에서 이루어지며 25퍼센트는 간장에서 이루어집니다. 열이 나기 전에 부들부

---

* 膠原病, Collagen disease. 류머티염, 관절 류머티즘, 전신성 홍반성 루프스, 결절성 동맥주위염, 경피증, 피부근염 등을 일괄하여 가리키지만 병의 본태는 면역 메커니즘과 크게 연관되어 있기 때문에 면역병이라고 할 수 있다.

들 떨리는 이유는 근육이 경련을 일으켜 열을 생성하기 때문입니다.

발열의 주된 원인은 바이러스성과 세균성 감염증, 교원병*, 악성종양입니다. 그 중에서도 감염증은 압도적으로 다수를 차지합니다. 체온이 상승하면 온도가 바이러스, 세균의 증식에 적당하지 않기 때문에 증식의 속도가 늦어집니다. 백혈구 기능이 상승해서 세균을 마구 잡아먹어 살균하고 항체의 생산이 자극되는 등 면역기능이 강화됩니다. 때문에 체온을 무리하게 내리는 것은 자연치유력을 해쳐, 감염증의 치유를 지연시키게 됩니다.

예를 들어, 잇몸과 구강 점막의 다른 부위에 동시에 존재하는 경우는 구내염이라고 하고, 잇몸 가장자리에 생기는 염증은 치육염이라고 하는 〈헤르페스성 구내치육염 herpetic gingivostomatitis〉은 해열제를 사용하면 병변이 확대되어 병이 악화되는 경우가 있습니다. 유행성 이하선염의 통증과 발열로 해열진통제를 사용하면 역시 이하선이 부어 발열의 개선이 늦어집니다.

아이들이 38.5도 이상의 발열이 8일 이상 계속될 경우 50퍼센트는 감염증입니다. 6세 이상의 경우 그 중에 65퍼센트는 바이러스성입니다. 그 외에 20퍼센트는 교원병, 10퍼센트가 악성종양이고 나머지 20퍼센트는 원인불명인 상태라고 합니다.

결국 항생제가 필요한 경우는 20퍼센트밖에 없습니다.

Q5 〉 마이코플라즈마 폐렴과 감기는 어떻게 다릅니까?

감기는 바이러스성 감염증이지만, 〈마이코플라즈마 폐렴〉은 폐렴 마이코플라즈마라는 미생물에 의한 감염증입니다. 폐렴 마이코플라즈마는 보통의 세균이 가지고 있는 딱딱한 세포벽이 없는 미생물입니다. 무세포 배양지에서 증식할 수 있는 최소의 미생물입니다. 폐렴 마이코플라즈마는 아이들과 청소년 폐렴의 주요한 병원균의 하나입니다. 1960~80년대는 초등학생들에게 4년 주기로 유행했었지만 최근에는 연중 불규칙하게 발생하고 있습니다. 2주간 이상 계속되는 끈질긴 마른기침이 특징이라서 천식으로 착각하는 경우도 있습니다. 그 외에도 흔한 증상은 아니지만 부정형 발진을 동반하는 폐렴을 보면 마이코플라즈마 폐렴을 의심해야 합니다. 갑자기 고열이 나는 경우도 있지만 특별히 열도 없이 기침만 계속 길어지는 경우도 있습니다. 흉부 엑스레이 사진에 나타나는 폐렴의 음영 때문에 〈이형폐렴〉이라 불리기도 합니다.

마이코플라즈마 폐렴은 자연 치유되기도 하지만 매크로라이드 계열, 테트라사이클린 계열 항생제가 잘 듣습니다. 항생제를 1회 복용한 것만으로 해열되는 경우도 있습니다. 그러나 페니실린 계열이나 세펨 계열 항생제는 효과가 없습니다.

한편 감기로 2주간이나 계속되는 기침은 없습니다. 아이가 밤에 마르고 강한 기침이 빈발할 때는 한번 마이코플라즈마 폐렴을 의심해 봐야 합니다. 감염은 작은 집단에서 일어나고 보육원, 유치원, 합숙 등으로 확산되므로 해당 지역들의 병 유행 정보를 입수하면 빨리 진단할 수 있습니다.

감기에는 거의 합병증이 없는 반면, 마이코플라즈마 폐렴은 수막염, 귈레인 바래 증후군*, 용혈성 빈혈, 중이염, 심근염, 심낭염 등의 합병증이 있을 수 있습니다. 때로는 중증으로 사망하는 예도 있으므로 주의가 필요합니다.

Q6〉 **아이가 계속 기침과 고열을 반복합니다.**
아이는 3세까지 감기로 병원에 간 적이 없었습니다.
그런데 보육원에 가기 시작한 3일째부터
감기가 낫지 못한 채 고열이 반복됩니다.

 3세 미만 아이들의 발열 원인은 우선 감염증, 특히 중이염, 편도선염, 기관지염, 폐렴, 요로감염증, 위장염, 화농성 고관절염을 들 수 있습니다. 그 중에서도 가장 가능성이 큰 것은 폐렴구균이나 인플루엔자균에 의한 중이염이지 않을까 생각합니다. 대부분의 예가 페니실린 내성 폐렴구균인 PRSP 등 내성균이 원인으로, 효과 있는 항생제가 없는 경우가 많습니다. 신속히 콧속 세균검사를 해 원인 균을 확실히 알아보세요.

 요로감염증의 진단에 필요한 요 검사는 감염증의 일반적 검사로, 백혈구 수, CRP치 혈액과 간장에 있는 특정 단백질로 세균감염시 수치가 높아짐, 혈침도 검사하면 원인 감염증이 바이러스성인지, 세균성인지, 염증의 정도는 어느 정도인지 등을 밝힐 수 있습니다. 듣지 않는 항생제를 오래

---

* Guillain-Barre Syndrome 말초신경에 발생하는 자가면역질환으로, 전신의 말초신경 마비가 일어나는 병이다. 자가면역질환이란, 쉽게 말해 자기 자신의 일부를 외부 항원으로 잘못 인식하여 이에 대한 자가항체가 생겨 자신의 일부를 공격하여 질병이 생기는 것이다.

복용하면 내성균을 증가시켜 치료가 더 어려워집니다.

잊지 말아야 할 것은 약의 부작용에 의한 발열입니다. 장기간 약을 복용하는 경우 항생제, 해열제, 항알레르기제 등 모든 약이 발열의 원인이 될 가능성이 있습니다.

드물지만 알레르기에 의한 발열도 있습니다. 달걀 알레르기가 있는 아이가 삶은 달걀을 먹은 후 7일간 고열이 계속되다 저절로 내려간 예가 있었습니다. 검사를 해도 감염증이나 염증의 징후는 전혀 없었습니다. 그렇긴 해도 달걀을 먹으면 초조해지거나 난폭해지는 변화, 혹은 습진이 악화되는 반응은 나타났습니다. 만일 급식을 먹고 있다면 알레르기 검사를 한번 받아두는 것이 좋겠습니다.

Q7 〉 5세 아이입니다. 한 달에 2번 정도 고열이 납니다.
목의 세균을 검사했더니 MRSA가 나왔습니다.
의사는 편도선 수술도 하자고 합니다. 수술을 해도 괜찮을까요?

5세에 편도선을 서둘러 없앨 필요는 없습니다. 편도선은 면역계의 중요한 기관입니다. 너무 빠른 시기에 없애 버리면 면역계에 장해가 생길지도 모릅니다. 긴급하게 수술이 필요한 경우는 편도선이 너무 커 기도를 압박해, 자는 동안 호흡이 멈추는 상황인 수면 시 무호흡 증세가 나타난다거나, 편도선 세균감염이 신염 腎炎이나 손바닥, 발바닥에 수포가 생기는 난치성 피부병인 장척농포증 掌蹠膿疱症의 원인이 되고 있다고 판명될 경우입니다.

그러나 여쭤 보신 아이의 경우는 수술할 부위와 매우 가까운 곳에서 MRSA가 검출되고 있는 점, 수술의 긴급성이 없다는 점에서 수술을 연기하는 것이 좋을 것 같습니다.

　수술 중이나 수술 후에 혈액에 직접 MRSA 균이 들어가 중대한 결과를 초래할 수 있다는 점도 고려해야 합니다. 앞으로 1~2년은 발열에 대해 대증요법으로 대응하고 면역계의 성숙을 기다리는 것이 좋겠습니다. 그러는 동안 MRSA의 제균력을 다른 방법으로 시험해 보는 것은 어떨까요? 보중익기탕, 십전대보탕과 같은 한방약이나 〈무피로신 mupirocin〉같은 항생제를 사용해 MRSA를 제거할 수 있습니다.

Q8) 편도선염에 대해 알려주세요.

　갑자기 고열이 나고 목안의 편도선이 새빨갛게 붓고 하얀 농같은 것이 달라붙어 세균성 감염증처럼 보이지만, 대부분은 아데노바이러스, EB바이러스 Epstein-Barr virus 가 원인입니다.

　〈아데노바이러스 감염증〉은 고열이 4~5일 이상 계속되고 편도선이 백태 같은 것으로 씌워져 있는 경우가 많아 세균성 병과 혼동됩니다. 신속진단 키트로 진단할 수 있다면 항생제를 복용하지 말고 경과를 보는 게 좋습니다.

　〈EB바이러스 감염증〉은 구미에서는 사춘기 이후에 많고 〈전염성 단핵증 Infectious mononucleosis〉이라 불립니다. 증상은 고열, 림파절종대, 편도선염입니다. 일본에서는 유소아기에 인후염, 편도선염으로 발병하며 전형적인 전염성 단핵증은 드뭅니다. 진료 현장에서는 진단을 따르지 않고 항생제를 복용하고 있는 경우가 많은데, 대부분 효과가 없으며 항생제를 써야 하는 편도선염은 용혈성 연쇄구균이 원인일 때 뿐입니다.

드물게 편도선 주변조직에 세균이 침입해 크게 부으면 편도주위염이라는 상태가 됩니다. 통증과 발열이 있어 전신상태도 악화되므로 이럴 때는 항생제가 필요합니다.

Q9 〉 1세의 보육원아입니다.
인플루엔자 백신 접종을 하도록 권유받고 있습니다. 접종해야 할까요?

보육원에서 인플루엔자 감염을 막기 위해 하는 백신 접종에는 2가지 문제점이 있습니다.

우선 보육원 보육사들의 접종 여부입니다. 보육사가 아이들에게 바이러스를 옮길 가능성이 있기 때문입니다. 필자는 2001년부터 보육사를 대상으로 예방접종을 하고 있습니다. 보육사를 집단으로 접종한 보육원에서는 인플루엔자가 크게 유행하지 않았습니다.

두 번째는 원아 접종 여부입니다. 집단 보육 시설은 감염의 빈도가 높습니다. 인플루엔자는 폐렴, 중이염, 뇌염 등 합병증을 일으킬 가능성도 높으므로 아이들에게 백신접종이 권유됩니다. 인플루엔자 백신은 6개월 유아부터 접종할 수 있습니다.

앞으로 몇 년 안에 신형 인플루엔자 바이러스가 유행할 것이라는 보도가 있었습니다. 가까운 미래에 그러한 바이러스가 출현할 가능성은 충분하지만 올해 유행한다는 것은 아닙니다. 이번 겨울의 감염을 막기 위해서는 지금 제일 유행할 가능성이 있는 A홍콩형, A소련형을 포함한 현행 백신을 접종해 두는 것이 좋겠죠. 또 신형 폐렴 사스 SARS 의 발생도 문제입니다. 인플루엔자와 감별진단이 어려운 상황도 예상됩니다.

쓸데없는 걱정을 하지 않기 위해서도 백신접종이 필요할지 모릅니다. 그러나 유감스럽게도 B형 인플루엔자에는 별로 효과가 없는 것 같습니다. 백신의 부작용을 걱정하는 분이 있습니다. 특히 〈티메로살Thimerosal〉이라는 에틸수은이 보존제로서 첨가되고 있는 것을 걱정하고 있습니다. 티메로살은 에틸 수은이 49.6퍼센트 함유된 일종의 방부제로 백신이나 콘택트렌즈 보존액 등에 쓰이고 있는데, 티메로살이 함유된 백신 사용과 자폐 어린이 증가와 상관관계가 있다는 주장이 제기되고 있으며 1999년 미국 FDA는 유아용 백신의 수은 함유량이 성인 기준치보다 높다고 경고한바 있습니다. 그렇지만 2003년부터는 티메로살 무첨가 백신도 판매됩니다.

Q10 〉 인플루엔자 균에도 내성균이 늘어나고 있나요?

인플루엔자 균의 내성균 β락타마제 음성 암피실린 내성=BLNAR 은 폐렴구균 다음으로 난치성 중이염의 원인균입니다. 내성 인플루엔자균은 몇 년 새 계속 증가하는 추세입니다. 최근에는 인플루엔자 균 중에서 BLNAR의 비율이 11~17퍼센트나 차지한다는 보고도 있습니다. 내성균의 빈도는 낮은 연령일수록 높고 감기 등으로 항생제를 복용하는 기회가 많은 연령층과 관계가 많은 것 같습니다.

인플루엔자균은 유·소아부터 고령자까지의 기관지염, 축농증, 수막염, 화농성 관절염, 중이염, 급성후두개염 등의 주된 원인입니다. 폐렴구균 다음으로 폐렴을 일으키는 원인균이기도 합니다. 이 균은 성인 상기도의 정상균이지만 만성기관지염이 되면 폐 속에서 정상균화해서 만성기관지염이 악화되는 원인이 될 수 있습니다. 그 중에서도 인플루엔자균 B형은 독성이 강한 형태이고 유아의 폐렴, 수막염, 급성후두개염을 일으켜 모두 중병으로 만듭니다.

인플루엔자 균은 페니실린이 잘 듣는, 비교적 치료가 간단한 세균이었지만 폐렴구균의 내성균이 생기면서 동시에 내성균이 출현했습니다. 세계적으로 약 30퍼센트가 내성균이라고 합니다. 일본에서는 약한 내성까지 포함하면 내성유전자를 가진 내성균의 비율은 약 40퍼센트라고 합니다. 미국에서는 인플루엔자 B형균의 감염예방을 위해 백신 접종이 진행되고 있습니다. 그래서 인플루엔자 B형에 의한 수막염은 격감하고 있습니다.

일본에서도 백신의 도입이 2004년 이후에는 실현된다고 하고 있어 그 효과가 기대됩니다. 단, 중이염은 B형 이외의 인플루엔자균이 다수를 차지하고 있기 때문에 항생제를 효과적으로 사용하는 수밖에 없습니다.

2. 아이들의 세균감염증과 설사에 대한 질문

Q11 〉 아이들에게 많은 세균감염증은 무엇인지요?

아이들에게 많은 세균감염증은 급성 상기도염, 즉 감기나 편도염, 인후염입니다. 그 다음이 중이염, 축농증, 농가진, 폐렴, 수막염 등입니다. 그런데 소아과 현장에 항생제가 듣지 않는 내성균이 만연해 의사도 환자도 치료에 매우 고생하고 있습니다. 특히 최근 4~5년은 중이염과 농가진의 원인 균에 급속히 내성균이 증가하고 있습니다.

1세 전의 아기에게 많은 수막염은 내성균이 출현하고 나서 표준적인 치료로는 고칠 수 없게 되었습니다.

다양한 감염증의 원인은 내성균 때문입니다. 황색포도구균 중에 MRSA, 폐렴구균 중에 페니실린이 듣지 않는 PRSP, 인플루엔자균에 BLNAR β락타마제 음성 암피실린내성이 있습니다.

또 지금까지 용혈성 연쇄구균은 항생제의 효과가 좋아 치료에 고생한 적이 없었습니다. 그러나 미국에서도 일본에서도 매크로라이드 내성균이 증가하고 있습니다.

병원성 대장균은 〈O157〉이 유명합니다. O157 정도의 독성은 없지만 〈O25〉, 〈O16〉, 〈O1〉 등도 아이들의 세균성 위장염의 중요한 원인입니다. 이 병원성 대장균에도 ST합제나 뉴퀴놀론 계열에 내성을 가진 균들이 출현하고 있습니다.

마이코플라즈마는 세균은 아니지만 〈매크로라이드〉나 〈테트라사이클린〉이 효과가 있고 자연치유 경향이 강하지만 최근 들어 내성균 감염에 의한 난치 사례가 보고되고 있습니다. 이 마이코플라즈마의 내성균은 수십 년 전부터 있었으며, 또 내성균 문제와는 별도로 마이코플라즈마는 14~15년마다 균이 변신합니다. 변신했을 때는 심한 감염증을 일으키고 사망하는 경우도 있습니다. 최근 2~3년에 그런 변화가 일어나고 있습니다.

Q12 〉 항생제가 듣지 않아서 낫기 힘든 용혈성 연쇄구균 감염증을 알려주세요

5월 어느 날, 같은 보육원에 다니는 두 아이가 용혈성 연쇄구균에 의한 농가진으로 진찰을 받았습니다. 농가진의 주된 원인균은 황색포도상구균이지만, 용혈성 연쇄구균이 원인인 경우도 있습니다.

용혈성 연쇄구균은 항생제가 잘 듣는 세균이지만 이 두 아이의 용혈성 연쇄구균은 매크로라이드 계열 항생제인 〈클라리스로마이신〉과 테트라사이클린 계열 항생제인 〈미노사이크린〉이 듣지 않는 세균이었습니다. 그러나 페니실린 계열과 세펨 계열 항생제는 효과가 있었습니다.

매크로라이드 내성 용혈성 연쇄구균의 비율은 10년 전에는 일본과 EU에서 20~30퍼센트였지만 현재는 10퍼센트 미만입니다. 매크로라이드 계열 항생제의 사용량이 줄어들고 있기 때문입니다. 그러나 최근 미국에서는 매크로라이드 내성 용혈성 연쇄구균이 급속히 증가하고 있습니다.

매크로라이드는 알레르기 때문에 페니실린을 복용할 수 없는 사람의 치료에 귀중한 약입니다. 용혈성 연쇄구균 감염증의 치료약은 〈페니실린V〉가 첫 번째 선택이지만 1일 2회씩 10일 이상 복용해야 하는 불편함이 있습니다. 그래서 1일 1회 3일간 복용해도 괜찮은 매크로라이드 계열 항생제인 〈에리스로마이신〉 등이 많이 사용되면서 매크로라이드 계열 내성균이 출현한 것이 아닐까 생각합니다. 현재는 신속한 진단과 검사로 용혈성 연쇄구균이 검출되면 곧 항생제로 치료합니다. 그러나 항생제 감수성 검사결과를 해 보고 치료를 해야 한다고 전문가들은 경고하고 있습니다. 며칠 치료가 늦어진다 해도 예후에 영향을 미치지 않고 검사결과로 적절한 약을 선택할 수 있기 때문입니다.

용혈성 연쇄구균 감염증은 전형적인 성홍열 뿐만 아니라 농가진과 신염, 그리고 팥알 정도의 작고 둥근 좌우대칭성 홍반이 점차 동전 크기만큼 커지고 증상이 3~4주간 계속되는 점이 특징인 다형삼출성 홍반, 두드러기 등 다양한 증상을 나타냅니다. 유행 시에는 적극적으로 세균검사를 받아 빨리 치료합시다.

Q13〉긴급을 요하는 수막염의 구별방법에 대해 알려 주세요.

 높은 열이 나는 환자가 생후 3개월 미만이거나, 수막염이 의심되는 경우, 한시라도 빨리 의료기관에서 진찰을 받을 필요가 있습니다.
 수막염은 뇌와 척수를 싸고 있는 연막의 염증으로 치료 지연은 죽음까지 부르는 무서운 감염증입니다. 증상은 갑작스런 심한 두통, 메슥거림, 구토, 뒷머리 경직 등입니다.
 그러나 신생아, 유아, 고령자의 경우 초기에는 수막염의 증상이 잘 나타나지 않습니다. 신생아나 유아는 젖을 잘 먹지 못하고 기운이 없기는 하지만 고열은 없습니다. 고령자는 전신 권태감과 미열만 있는 경우도 있습니다. 진행이 빠르므로 신속히 검사치료를 시작하지 않으면 안 됩니다. 아기의 울음소리가 평소와 다르거나 갑자기 맥이 빠지거나 안색이 나쁘고 몇 번이나 토한다면 밤이나 휴일이라 해도 검사할 수 있는 응급의료기관에서 서둘러 진찰을 받아야 합니다.
 또 최근에 전날 숙직근무도 했던 건강한 성인 남성이 일하던 중 돌연 의식불명이 되었는데 지주막하 출혈이 의심되었지만 뇌의 MRI, 수액검사에서 세균성 수막염으로 밝혀졌습니다. 다행히 일주일 후 의식이 회복되었지만 자칫하면 때를 놓칠 뻔 했습니다. 이 경우 백혈구 증가가 없고 염증 반응인 혈청 CRP도 올라가지 않았습니다.

수막염에는 세균성, 바이러스성, 진균 곰팡이성 등이 있습니다. 세균성 수막염은 크게 인플루엔자균, 폐렴구균, 대장균 등에 의한 것과 유행성 수막염균에 의한 것으로 나뉩니다. 먼저 세균성 수막염은 1세 이하의 유아에게 많지만 어떤 연령에서도 일어날 가능성이 있습니다. 원인 세균으로는 3개월 이하에서는 B군 연쇄구균과 대장균, 리스테리아균이 많으며 3개월 이후에는 인플루엔자균, 폐렴구균이 많습니다.

생후 3개월 이하의 B군 연쇄구균, 대장균에 의한 수막염은 항생제에 의해 치료효과를 볼 수 있어 사망이나 후유증이 발생하는 경우는 줄었습니다. 반면 3개월 이후에서는 폐렴구균, 인플루엔자균이 많아서 사망하거나 후유증이 남는 예가 많아졌습니다. 이유는 내성균 때문입니다. 특히, 폐렴구균은 내성균이 60퍼센트를 차지해서 치료에 대한 반응이 나쁘고 사망률이 25퍼센트라는 보고가 있습니다. 인플루엔자균의 경우도 사망률이 6퍼센트입니다.

수막염은 몇 년에 한 번씩 발생합니다. 그러나 수막염균 이외의 세균성 수막염에 대한 예방법은 없습니다. 수막염이 두려워 무턱대고 항생제를 복용해도 효과는 없습니다. 안이하게 약에 의존하지 말고 주의 깊게 관찰하고 부지런히 진찰받아 항생제가 필요할 때 필요한 만큼 사용해야 합니다.

Q14 〉 생후 10개월 된 아기의 설사가 2주 동안 낫지 않습니다. 왜 그럴까요?

아기들의 설사 원인으로는 바이러스성, 세균성, 알레르기성 등이 있습니다.

바이러스성 구토 설사 증세는 로타바이러스rotavirus 감염증입니다. 설사는 백색 변으로 보통은 치료 없이도 1주일이면 가라앉습니다.

세균성 설사는 병원성 대장균, 살모넬라균, 장염 비브리오, 여시니아균Yersinia, 캠필로박터Campylobacter 등이 원인입니다. 캠필로박터를 제외하면 발열과 설사 복통, 전신 상태의 악화 등 중증의 사례가 많고 특히 살모넬라균에 감염되면 종종 패혈증을 일으킵니다.

알레르기성인 경우는 우유 알레르기나 소맥 알레르기 등으로 유아기부터 증세가 나타나는 경우가 많습니다. 또 갑자기 시작되기보다는 서서히 악화됩니다.

질문 내용을 볼 때 〈캠필로박터 장염〉이 의심됩니다. 캠필로박터는 주로 닭이나 돼지고기를 오염시키는 병원성 세균입니다. 중증인 경우 혈변이 나오기도 합니다. 아이들의 혈변은 대부분이 캠필로박터 장염입니다. 아기가 손톱만큼 생 닭고기를 핥은 것만으로 감염된 예도 있습니다. 가벼운 증상이라면 자연치유도 된다고 합니다. 항생제로는 〈에리스로마이신〉이 효과가 있습니다. 그러나 캠필로박터에도 항생제 내성균이 늘어나고 있습니다. 필자가 경험한 예에서도 페니실린 ST합제 등에 고도의 내성이 있었습니다.

대책은 균은 열을 가하면 반드시 사멸하므로 완전히 불에 익혀 먹는 것과 닭고기를 만진 손이나 조리기구는 사용 후 주의를 기울여 씻고 소독하는 것입니다.

3. 아이들의 귀와 코 질환에 대한 질문

Q15 〉 중이염 내성균이 늘고 있다는데 무엇인가요?

　급성 중이염은 세균이나 바이러스 등에 의해 보통은 감기 뒤에 발병합니다. 아이들은 목 안과 중이를 연결하는 이관이 굵고 짧기 때문에 목의 염증이 중이로 퍼지기 쉬워서 중이염을 일으키는 것입니다. 감기의 열이 내리자 귀가 아프기 시작해 다시 진찰을 받게 되는 경우가 많습니다.

　면역력이 정상인 성인이나 아이들 감기의 90퍼센트는 바이러스성입니다. 그러나 바이러스성 감기에는 아무 상관 없는 항생제가 빈번히 처방됩니다. 미국「뉴스위크」지는 급성 중이염의 6/7은 항생제가 불필요하다고 말하고 있습니다. 급성 중이염의 대부분은 저절로 나으며 항생제가 필요 없습니다.

　보통 급성 중이염의 통증은 초기 24시간 이내에 80퍼센트가 저절로 가라앉습니다. 24시간은 진통제를 복용하게 하고 그 다음에 항생제 복용을 생각해도 늦지 않습니다. 고막 안에 농이 고여 있어도 2~3일 기다리면 저절로 통증이 없어지고 열이 내려가면 항생제를 먹지 않아도 괜찮습니다. 고막의 소견으로 보아 걱정스러운 점이 있는 경우 경과를 보기 위해 다음날에도 진찰을 받게 한다면 가족도 안심할 수 있지요. 혹 설명할 충분한 시간도 없고 엄마의 불안감도 누그러뜨리기 위해 약을 내주는 것이 아닐까요?

　〈급성 화농성 중이염〉은 세균성 급성 중이염입니다. 중이 공간에 고름이 고여 심한 통증과 고열, 구토, 복통을 동반합니다. 고막이 저절로 터지길 기다리거나 절개해 주면 중이의 압력이 내려가 통증이 없어지고 동시에 열도 내려갑니다. 1~2주 사이에 고막의 구멍은 다시 저절로 막힙니다.

그러나 최근에는 내성균으로 인해 치료가 어려운 중이염이 늘어나고 있습니다. 급성중이염의 대부분은 세균성입니다. 성인들은 원인균이 포도상구균인 경우가 많지만, 소아는 폐렴구균이 50퍼센트, 인플루엔자균이 30퍼센트. 나머지 20퍼센트가 다른 원인입니다. 다른 원인에 인한 중이염은 바이러스성으로 RS 바이러스, 파라인플루엔자 등에 의한 것입니다.

내성균은 5세 이하의 아이에게 많이 보이며, 면역력이 불충분한 2세 이하의 보육원아들이 입원이 필요한 난치성이나 중증 사례의 대부분을 차지합니다. 그리고 원인균인 폐렴구균의 대부분과 인플루엔자균의 약 30퍼센트가 내성균입니다.

내가 근무하는 센다이에서도 내성균 중이염으로 입원하는 경우는 예외 없이 내성균입니다. 입원 중에는 반드시 항생제를 점적주사하지만, 내복약에는 항생제가 없기 때문에 입원 중이나 퇴원 후에도 내복용 항생제를 처방하지 않습니다.

〈페니실린 내성 폐렴구균 PRSP에 의한 중이염〉은 보육원 등에서 집단 보육하는 아이들이 압도적으로 많은데, 입원하는 아이의 80퍼센트가 이에 해당합니다. 대부분은 3세 미만입니다. 보육원에 정착한 내성균이 원아들을 감염시키고 있는 것입니다.

5세가 되면 대개 폐렴구균 면역이 생기지만, 면역력이 미숙한 3세 미만 아기가 중이염에 걸리면 초기에 항생제를 쓰기 때문에 폐렴구균 면역이 생기지 못해 몇 번이나 다시 중이염에 걸릴 가능성이 있습니다.

귀를 보고 고막이 빨갛게 부어 있으면 조건반사적으로 항생제를 처방하는 의사의 치료방법도 문제입니다. 검사를 통해 내성균이 발견되면 중이염이 나타날 때마다 3~5일 이상 항생제를 먹입니다. 그 약의 대부분은 세펨 계열입니다. 달고 맛있어 아이의 거부감이 없고, 효과가 있는 균 종류도 꽤 되기 때문에 만병통치로 쓰는 약입니다.

내성균 검사에서 PRSP가 검출된 아이는 예외 없이 중이염 때문에 입원을 몇 번 반복한 경우입니다. 이제는 항생제를 복용해도 개선되지 않습니다. 또한 다른 병으로 큰 병원에 입원을 했다가 PRSP나 MRSA에 감염되는 경우도 있습니다.

〈삼출성 중이염〉은 급성 중이염이 완전히 낫지 않았을 때나 귓속 관이 여러 가지 이유로 막혔을 때 일어나는 만성 중이염입니다. 알레르기성 비염과 마찬가지로 수십 년 전에는 일본에 별로 없었습니다. 중이의 공간에 투명한 액체인 삼출액이 가득 차 고막이 진동하지 못하고 일시적으로 잘 들리지 않게 됩니다. 나을 때까지 몇 개월간 통원치료가 필요합니다. 장기간의 항생제 복용이 효과가 있다는 보고가 있지만 의문입니다. 삼출성 중이염이 늘어난 것은 급성 중이염 치료에 고막절개를 하지 않고 주로 항생제를 사용하였기 때문입니다. 그래서 고막을 절개하지 않으면 농이 없어지지 않기 때문에 정상화가 힘들고 반복되기도 쉽다고 주장하는 전문가도 있습니다.

그렇지만 청력저하로 일상생활이나 교육상 장해가 발생하는 경우와 3개월이 지나도 치유되지 않는 경우에는 전문의에게 치료를 받을 필요가 있습니다.

소아과 의사들끼리도 열이 나거나 감기인 아이들을 진찰할 때는 반드시 귀를 보고 고막의 변화를 조사해야 한다고 자주 얘기하지만 중이염의 대부분은 바이러스성이기 때문에 고막이 빨갛다고 하여 바로 항생제를 처방하는 것은 큰 문제입니다.

Q16 〉 유·소아 급성중이염 치료가 궁금합니다

급성중이염 중 80퍼센트는 자연치유된다고 하며, 또 60퍼센트는 치료 없이도 24시간 이내에 통증이 없어진다고 합니다. 그 동안에 통증이 있다면 〈아세토아미노펜〉을 복용해 진정시킵니다. 한번 먹어도 좀처럼 가라앉지 않는 경우는 30분 후에 다시 한번 복용합니다. 그 때도 항생제는 필요 없습니다. 중이 안에 누런 농이 고여 있는 경우에도 영양상태가 좋은 아이라면 1~2일 경과를 본 후 항생제를 복용하는 것이 좋습니다.

그러나 3세 이하의 유소아 검출 폐렴구균 중에서 여러 종류의 항생제가 듣지 않는 폐렴구균이 80퍼센트 이상을 차지하고 있습니다. 먹는 항생제 중에 PRSP에 대항할 수 있는 것은 없습니다. 그래서 고열이 계속되고 중이의 염증이 없어지지 않으면 입원해서 치료해야 하는 경우가 많습니다. 내성균은 집단생활을 하고 있는 아이들에게 많고 보육원 안에서 감염됩니다. 가정에 있는 아이들은 집단생활을 하는 아이와 비교해 내성균을 가지고 있는 비율이 적다고 밝혀졌습니다. 그러나 가정에 있는 아이라도 종종 감기에 걸려 병원에서 진찰을 받고 항생제를 먹는 기회가 많으면 보육원의 아이들과 큰 차이가 없게 됩니다.

세계의 의학논문을 모아 다양한 치료법 평가를 하는 과학잡지인 「CLINICAL EVIDENCE」 제4판에 따르면 〈비 스테로이드성 항염제〉만이 급성중이염에 효과가 있을 것 같다고 소개하고 있습니다.

항생제는 효과가 없을 뿐 아니라 특히 유아에게 부작용이 많습니다. 항생제를 먹지 않은 아이는 자연면역이 생겨 중이염을 반복하지 않습니다.

Q17 〉 축농증에 항생제 외의 다른 대처법은 없나요?

39도 이상의 발열, 안면통증, 부어오름, 발적, 안구통증, 치통이 있다면을 때 급성 세균성 축농증인지 의심해야 합니다. 또 감기 후 10~14일간 코막힘, 콧물, 안면 압박감, 기침이 계속되는 경우에도 세균성 축농증일 수 있습니다.

면역력이 정상인 사람에게 항생제 사용은 위의 두 가지 경우뿐입니다. 항생제는 10~14일을 한도로 하고 증상이나 사용하는 약제에 따라서 3~7일이면 개선됩니다.

만성화된 경우에 일반적으로 치료하는 매크로라이드 요법은 일본의 독자적인 방법입니다. 〈미만성 범세기관지염 Diffuse Panbronchiolitis〉이라는 치명적인 병에 매크로라이드 계열 항생제를 소량으로 장기간 사용해 극적으로 사망률을 내렸기 때문이지만, 효과를 일으킨 것은 매크로라이드의 항균력에 의해서가 아니라 면역의 변조작용 때문이라고 알려져 있습니다.

그런데 이후 비슷한 효과를 기대하여 기관지 확장증, 만성 축농증,

삼출성 중이염 등에도 매크로라이드가 다량으로 사용되었습니다. 그러나 축농증, 삼출성 중이염에 효과가 없는데도 여전히 항생제 요법이 이루어지고 있습니다. 그래서 용혈성 연쇄구균, 폐렴구균에도 매크로라이드 내성균이 늘어난 원인은 매크로라이드 요법 때문이라고 생각하는 전문가도 있습니다.

매크로라이드 연구회는 매크로라이드 요법 가이드 라인에서 개시 후 3개월이 지나도 효과가 없으면 중지하며, 알레르기성 축농증에는 권장하지 말 것을 제안하고 있습니다.

항생제를 장기간 복용하는 사람은 꼭 콧속의 세균을 검사하여 내성균이 있는지 어떤지 알아보세요. 내성균이 나오면 코 세정 등 항생제 이외의 치료법도 시도해 보세요. 0.9퍼센트 농도의 소금물인 생리식염수 또는 7퍼센트의 중탄산 소다 수용액에 의한 코 세정은 점막 위의 세균 수를 감소시키고 점막의 모세혈관을 수축시켜 염증을 가볍게 합니다.

Q18 〉 4세 아이가 축농증 치료를 위해 장기간 항생제를 복용하고 있습니다. MRSA 존재 여부는 어떻게 검사합니까?

MRSA검사는 가는 면봉을 콧속까지 삽입해서 점액을 채취하면 되는 간단하게 진행됩니다. 채취에 1초 정도면 되기 때문에 병원에 목이 아니라 콧속의 세균배양을 해달라고 얘기하면 바로 가능합니다. 목검사도 간단하지만 입안의 세균이 같이 들어가 병원균이 발견되지 않는 경우가 많기 때문에 콧속 검사를 주로 합니다. 일본의 경우 이 검사에 건강보험이 적용되어 자기 부담금은 2000~3000엔 한화 2~3

_{만원} 정도입니다.

　축농증으로 장기간 항생제를 복용하는 경우는 세펨 계열 항생제가 아니라 매크로라이드 계열 항생제가 많으므로 MRSA가 있을 가능성은 적습니다. 본래 세균검사는 항생제 복용을 시작하기 전에 해야 합니다. 검사 결과 MRSA가 발견되어도 축농증의 원인인 경우는 적습니다. 축농증은 폐렴구균, 인플루엔자균, 모락셀라·카타라리스가 주된 원인균입니다. 이 3종류의 세균에도 역시 항생제가 듣지 않는 내성균이 늘고 있다는 것은 이미 여러 번 말씀드렸습니다.

Q19 〉 축농증에 대한 장기 항생제 처방은 어떤가요?

　다양한 질문 중 가장 많은 항목이 축농증에 관한 것이었습니다. 감기로 진찰을 받을 때마다 축농증이 있기 때문에 장기간 반복해서 항생제를 처방받고 있다는 상담이 있었습니다. 심지어는 10년간이나 계속 복용하고 있다는 예까지 있었습니다. 삼출성 중이염에 비해 축농증은 장기간 항생제가 처방되는 예가 많은 것 같습니다.

　항생제가 필요한 것은 국소통증, 발열, 백혈구 증가, 병원성 세균의 검출과 같은 세균감염의 징후가 분명한 경우뿐입니다. 콧속 _{상인두}의 세균검사를 반복 실시하여 병원균이 있는 것을 확인한 후에 항생제 복용을 시작하는 것이 좋습니다. 병원성 세균이 검출되어 항생제가 필요한 것으로 밝혀지면 충분한 양의 항생제를 필요한 기간 동안 충분히 사용하여 빨리 치료해버려야 합니다. 길면 길수록 내성균이 출현할 위험성이 높아집니다.

　만일 세균감염의 징후가 없는 축농증이라면 항생제에 의존하지 말고 코를 세정하여 세균 수를 줄이는 요법을 실시하세요.

4. 아이들의 피부감염증과 내성균에 대한 질문

Q20 〉 농가진의 내성균이 궁금합니다

농가진의 원인균은 대부분 황색포도상구균입니다. 황색포도상구균은 메티실린이 효과가 있는 MSSA와 메티실린이 효과가 없는 MRSA로 나뉩니다.

농가진의 원인으로 항생제가 듣지 않는 MRSA가 늘어나고 있습니다. 원인이 되는 MRSA는 병원 감염으로 자주 화제가 되는 MRSA와는 다른 유전자를 가진 세균입니다. 농가진에서는 황색포도상구균이 가지고 있는 단백독소인 ET에 의해 수포가 생깁니다.

1988년에 아사히가와 의대가 농가진에서 검출한 포도상구균을 조사했지만 MRSA는 없었습니다. 그런데 1993년에 MRSA에 의한 SSSS Staphylococcal Scaled Skin Syndrome, 포도상구균에 의한 열상모양 피부증후군 라는 전신에 물집이 잡혀 피부가 벗겨지고 고열이 나 심하면 죽기도 하는 매우 심각한 병이 보고되었습니다. 농가진의 원인균에서 MRSA가 차지하는 비율은 97년에 10퍼센트였지만 99년에는 65퍼센트라는 보고가 있습니다. 이와 관련하여 매우 신중하게 항생제를 사용하고 있는 우리 병원에서도 2002년 4월~2003년 3월까지 치료한 농가진에서 15퍼센트가 MRSA였습니다.

당뇨병에 걸리거나 항암제를 사용중인 사람, 고령으로 면역력이 떨어진 사람이 MRSA에 의한 피부병에 걸리면 더 이상 치료방법이 없을 가능성도 있습니다. 내성균 65퍼센트는 엄청난 비율입니다.

이러한 지금 상황에서 〈겐타마이신〉, 〈매크로마이신〉 등의 항생제 연고는 효과가 없다는 것을 알 수 있습니다. 그러나 아직도 〈겐타마이신 연고〉가 농가진에 종종 처방됩니다. 황색포도상구균 중에 〈겐타마이신〉이 듣는 것은 거의 없습니다. 게다가 항생제 연고는 먹는 약에 비해 내성균이 생기기 쉽다고 합니다. 항생제 연고는 상용해서는 절대로 안 되며 가끔 사용하는 것도 위험합니다.

Q21 〉 항생제가 잘 듣지 않는 농가진에 약용비누는 효과가 있습니까?

MRSA는 황색포도상구균의 일종입니다. 황색포도상구균은 인간의 정상균으로 인구 평균 30~50퍼센트가 콧속에 있습니다. 그 정상균이 대부분의 항생제에 내성을 가지게 된 것이 MRSA입니다. MRSA에 의한 농가진을 고치기 위해서는 우선 깨끗하게 씻어 세균을 씻어냅니다. 손톱을 자르고 손도 비누로 잘 씻습니다. 힘들게 환부를 씻었는데 손에서 다시 세균이 붙으면 안하는 것만 못합니다. 딱지에도 MRSA가 붙어 있습니다. MRSA가 있다면 목욕탕에서 불려서 딱지는 가능한 제거하세요.

그리고 소독약에 의존하지 않아야 합니다. 소독약은 만능이 아닙니다. 약용비누인 〈뮤즈〉의 약용성분인 트리클로산Triclosan은 단기간에 세균이 내성을 획득하므로 금방 듣지 않게 됩니다. 포비돈 요오드는 피부에 자극이 있어 과민증의 우려가 있습니다. 염산 클로르헥시딘이 듣지 않는 균도 있습니다.

항생제의 복용이나 연고 사용은 검사결과를 알고 난 뒤에도 충분합니다. 농가진이 3일 안에 중증이 되는 경우는 거의 없습니다. 걱정이 된다면 우선 효과가 있을 것 같은 항생제를 세균검사의 결과를 알 때까지 단기간만 복용하세요. 만약 의사가 경과를 보기 위해 다음날에도 진찰받도록 권하면 잊지 말고 진찰을 받아야 합니다. 그리고 신중히 경과를 관찰합니다. 그러면 아이에게 항생제를 먹이지 않아도 결과가 나올 때까지 안심하고 기다릴 수 있을 것입니다. 그런 후에 잘 듣는 약을 먹으면 듣지 않는 항생제를 쓸데없이 먹지 않아도 됩니다.

Q22 〉 생후 1개월된 아이가 포도상구균에 감염됐습니다.
   전신이 타서 짓물러진 것처럼 껍질이 벗겨져 매우 심각한 상황이었습니다.
   MRSA에 감염된 것 같은데 앞으로 어떻게 대처해야 할까요?

아이는 SSSS였다고 생각됩니다. 병원내 감염이었을까요?

SSSS는 단백 독소 ET를 만드는 황색포도상구균 때문에 발병합니다. 환자는 주로 신생아지만 가끔 면역력이 떨어진 고령자도 발병할 수 있습니다.

병원내 감염에서 발견되는 MRSA와 피부증상을 일으키는 ET산생 황색포도상구균은 다른 유전자를 가지고 있습니다만, 최근에는 질문의 경우처럼 ET산생 포도상구균에도 내성균이 늘어나고 있습니다. 어떤 조사에 의하면 1988년의 조사에서는 ET산생 포도상구균에 MRSA가 발견되지 않았는데 99년에는 약 50퍼센트가 MRSA였다고 합니다.

아이가 앞으로 농가진에 걸리면 우선 세균검사를 받고 어떤 항생제가 효과가 있는지 밝힌 다음 항생제를 복용하면 좋겠죠. 또한 가족 중에 MRSA 보균자는 없는지 확인해야 합니다. 아이가 반복해서 감염되는 경우라면 가족의 세균검사가 필요합니다.

항생제에 의존하지 말고 환부를 비누로 잘 씻어 세균을 씻어내는 것도 필요합니다. 또한 콧속에 정착해 있는 것도 많으므로 무피로신이라는 항생제를 사용해 제균하는 것이 필요할지도 모릅니다.

Q23 〉 2세 여아입니다. 쉬이 낫지 않는 기저귀 발진 부위에서 반코마이신 내성 장구균 VRE가 발견되었습니다. 무엇을 주의해야 할까요?

VRE는 독성이 매우 약하므로 피부 표면에서 발견되었다고 해서 바로 병의 원인이 되지는 않습니다. VRE는 장내 세균의 하나로서 장구균의 다제 내성균입니다. 효과가 있는 항생제는 거의 없습니다. 환부에 있다고 하니 장 속에도 있을 가능성이 있습니다. 항생제가 듣지 않는 세균이므로 급하게 항생제는 먹이지 마세요. 어디서 그 세균이 감염되었는지 불분명하지만, 원래 VRE는 항생제 〈아보파신〉을 성장촉진제로서 투여한 가축의 장 속에 있던 세균입니다. 닭고기를 먹었거나 만진 적이 있는지, 가족 중에 보균자가 있는지가 문제입니다.

건강한 사람은 아이 기저귀를 뒤처리하면서 균에 접촉해도 감염되어 중병이 되는 경우는 없습니다. 그러나 병원에 문병 갈 때, 수술한 지 얼마 되지 않은 사람, 면역 억제제를 복용중인 사람, 항생제를 장기간 투여 중인 체력이 약한 사람 등과 접촉할 때는 엄중한 주의가 필요합니다.

대책으로는 장내 세균을 정상적으로 유지하여 병원균을 몰아내기 위해 올리고당, 식물섬유 등 장내 정상균총을 건강하게 하는 성분을 많이 섭취하게 하세요. 또 한 가지 중요한 것은 환부를 잘 씻어 균을 씻어내는 것입니다. 씻어내는 것만으로도 세균 수가 줄어들어 약을 쓰지 않고도 기저귀 발진을 치료할 수 있습니다. 또한 아연화 연고나 한방약을 배합하여 항생제를 포함하고 있지 않지만 살균력이 있는 연고를 써 보는 것도 좋을 것입니다.

5. 폐렴과 백신에 대한 질문

Q24 〉 폐렴구균 항생제에 대한 내성은 어떠한가요?

키타사토대학 생명과학연구소의 우부카타 키미코 교수의 보고에 의하면 전국 각지의 큰 병원에서 검출된 폐렴구균의 항생제 감수성 검사를 집계한 결과, 페니실린 내성 폐렴구균인 〈PRSP〉와 페니실린 중등도 내성 폐렴구균인 〈PISP〉가 전체의 88퍼센트나 되었습니다. 큰 병원 중에는 페니실린 내성 폐렴구균이 90퍼센트 이상인 곳도 있습니다.

폐렴구균 내성균이 나오면 어떤 의사든지 골치 아픈 결과라며 머리를 감싸쥡니다. 먹는 항생제로는 균을 죽일 수 없기 때문입니다.

2002년 센다이 시내의 개업 소아과병원과 종합병원 소아과 병동이 급성상기도염감기으로 진찰을 받은 환자의 인두세균을 배양해서, 세균의 종류 및 항생제 감수성을 검사한 결과를 발표했습니다. 대상은 3세 미만이고 항생제 감수성을 검사한 결과를 발표했습니다. 항생제를 3일간 복용해도 전혀 개선되지 않는 사례입니다.

결과는 폐렴구균 내성균 검출률이 50퍼센트이었고, 그 내역은 PRSP와 PISP를 합해 96.7퍼센트가 모두 내성균을 보유하고 있다는 것입니다. 페니실린에 효과가 있는 균인 〈PSSP〉는 3.3퍼센트 밖에 없었습니다.

그런데 PSSP에도 매크로라이드가 듣지 않는 세균이 많아 이비인후과와 소아과에서 많이 사용하는 〈클라리스〉, 〈클라리시드 Klaricid〉는 효과가 없었습니다. 마찬가지로 매크로라이드 Macrolides 계열 〈에리스로마이신〉도 효과가 없었습니다.

폐렴구균은 면역이 있으면 병원성이 별로 문제가 되지 않는 균입니다. 구미에서는 아이들에게 폐렴구균 백신을 접종해 내성균의 감염도 줄이는 성과를 올리고 있습니다. 어린 아기에게도 폐렴구균 백신을 접종하면 감염을 막을 수 있지만 일본에서는 아직 안전하고 효과가 있는 백신이 개발되지 않았습니다.

Q25 〉 페니실린 내성 폐렴구균 PRSP의 역사와 백신 현황을 알고 싶습니다.

PRSP는 1967년에 오스트레일리아에서 처음 사례가 보고된 후로 계속 늘어나 1977년에는 남아프리카에서도 보고됐습니다. 1980년대는 세계 각국에서 지역을 불문하여 증가하고 있습니다.

일본에서 특히 문제가 되기 시작한 것은 1997년 무렵입니다. 페니실린이 아닌 세펨 계열 항생제의 사용 증가가 원인이라고 합니다.

　페니실린 내성 폐렴구균 감염증은 현재 소아에게 문제가 되고 있습니다. 중이염, 수막염의 치료가 어려운 사례가 늘고 있습니다. 그러나 앞으로는 고령자의 내성균 감염도 문제가 될 것입니다. 내성균에 감염되면 항생제의 효과는 없습니다. 따라서 항생제 치료보다도 예방이 중요합니다. 그 효과적인 수단 가운데 하나가 폐렴구균 백신입니다. 65세 이상인 분에게 폐렴은 4대 사망원인 중 하나입니다.

　폐렴구균은 성인 폐렴의 주된 원인균입니다. 고령자와 비장을 적출해 위험성이 높은 사람에게는 폐렴구균 백신접종을 권장합니다. 폐렴구균 폐렴은 고령자나 당뇨병 등의 기초질환이 있는 사람에게 중증이 되기 쉽고 사망률도 높기 때문입니다.

　또한, 폐렴 이외의 폐렴구균 감염증도 비장을 적출한 사람, 선천적으로 비장이 없는 사람, 악성 림프종 등 위험이 높은 사람에게는 특히 중대한 감염증입니다. 수막염, 패혈증 등 중증이 되기 쉽기 때문입니다. 가벼운 증상의 감염증에는 중이염, 축농증, 기관지염이 있습니다.

　폐렴구균에는 83개의 혈청형이 있습니다. 현재 일본 내에 많은 폐렴구균의 형태는 3, 9F, 23F, 6B, 6A, 14, 11A, 19A 등입니다. 백신은 들어 있는 혈청 타입의 수에 따라 〈23가 백신〉과 〈7가 백신〉이 있습니다. 일본에서는 〈23가 백신〉만이 인가되어 판매되고 있는데, 이는 백신에 포함된 항원으로 일본에서 검출된 폐렴구균 전체의 70퍼센트만을 치료할 수 있을 뿐입니다. 때문에 이 백신접종으로 모든 폐렴구균의 감염증을 예방할 수 있는 것은 아니지만 고령자의 폐렴예방 효과는 있습니다.

　65세 이상인 분은 한번 접종으로 면역이 5~10년간 지속됩니다. 국소반응 때문에 원칙적으로 1회만 접종하도록 되어 있었습니다. 최근에는 5년 이상의 간격이 있으면 2번째 접종도 안전하다고 합니다. 아쉽게도 반복성 중이염은 대상에서 제외됩니다. 2세 이하도 효과가 없기 때문에 대상에서 제외되었습니다.

　그러나 2003년 5월1일 발표에 의하면, 2000년에 미국에서 7가의 폐렴구균 백신이 도입되었습니다. 유아와 소아에게 접종이 권장된 후부터 아이들의 폐렴구균에 의한 감염이 극적으로 감소했다는 것을 알 수 있었습니다. 특히 2세 이하에게 예방효과가 컸으며 성인에게도 확실한 예방효과가 있었고 특히 내성균 감염 예방효과가 있었습니다. 일본에서도 안전하고 효과가 있는 폐렴구균 백신의 개발이 시급합니다.

Q26 〉 페니실린 내성 폐렴구균 PRSP로 인한 위험은 어떤 것이 있을까요?

　현재 PRSP가 일으키고 있는 병으로 중요한 것은 유소아의 화농성 수막염과 소아의 중이염과 폐렴입니다. 최근 성인에게서 PRSP에 의한 중증의 수막염이 보고되기 시작하고 사망률도 상승하고 있습니다. 수막염의 수는 적지만 사망률이 높고 후유증을 남기는 경우도 많기 때문에 유아에게 접종가능한 안전한 백신 개발이 필요합니다.

　그리고 가장 주의가 필요한 것은 고령자의 폐렴입니다. 65세 이상 고령자의 폐렴환자로부터 검출한 폐렴구균에는 아직 내성균이 적지만 앞으로 내성균이 퍼지면서 PRSP가 많아지면 폐렴에 걸려도 치료약이 없어 사망하는 예가 증가할 가능성이 있습니다.

한편 일본에서는 최근에서야 폐렴구균의 백신이 개발되었습니다. 그러나 미국에서는 이미 고령자의 반 이상이 접종하고 있습니다. 일본도 접종자가 늘어나기는 했지만 미국과 비교하면 아직 적으므로 더욱 접종을 권장할 필요가 있습니다.

최근의 보도에서도 유명인이 폐렴으로 죽은 예가 많은 것 같습니다. 고령자의 사인 중에 폐렴이 4위입니다. 성별, 연령에 따라서는 2위인 경우도 있습니다. 결코 폐렴을 우습게 봐서는 안 됩니다. 고령자의 폐렴은 발열, 기침, 호흡곤란 등의 전형적인 증상이 없고 갑자기 멍해지거나 식욕이 떨어지는 등의 증상밖에 없는 경우도 있습니다. 그러한 경우는 서둘러 진찰을 받아 주세요.

6. 내성균의 감염과 예방에 대한 질문

Q27 〉 손 씻는 것이 세균감염을 막는 데 효과가 있을까요?

1일 5회 꼼꼼하게 손을 씻는 것만으로 감기나 위장염에 걸리는 빈도가 절반 정도로 줄어듭니다. 수돗물만으로 손을 씻어도 괜찮고 비누를 사용해도 좋습니다. 현재 수술실에 들어가는 스텝들이 손을 씻는 물이 멸균수에서 수돗물로 바뀌었습니다. 수돗물이라도 지장이 없는 것으로 밝혀졌기 때문입니다.

손 씻기에 관해서는 미국 CDC의 가이드 라인이 있습니다. 책의 마지막에 있는 〈내성균을 막는 손 씻는 법〉을 참고하세요. 손수건을 사용하면 다시 세균이 붙으므로 가능한 종이타월로 닦읍시다. 구급센터나 종합병원 대부분이 종이타월을 사용하고 있습니다.

그런데 2002년에 발표된 미국 CDC의 〈의료현장에서의 손 위생을 위한 가이드 라인〉에서는 의료종사자의 손 소독을 알콜제제로 하라고 권장합니다. 종래의 의료종사자에게 매회 1분간 흐르는 물로 손을 씻으라는 권고가 실제로는 지켜지지 않아 병원내 감염이 줄어들지 않았습니다. 가이드라인 역시 지키지 않아서 병원내 감염이 줄지 않는다면 의미가 없겠지요.

가정과 달리 병원내 감염의 예방을 위해서는 종전대로 비누와 흐르는 물에 손을 씻는 것만으로는 불충분하다는 것이 밝혀졌습니다. 그래서 수돗물에 의한 손 씻기에서 소독용 알콜제제에 의한 손 소독으로 중대한 전환이 이루어졌습니다.

얼굴, 코 등은 세균이 가득하기 때문에 자신의 얼굴을 만지지 마세요. 특히 의료종사자는 절대로 얼굴, 머리, 목을 만지지 말라고 합니다.

MRSA는 콧속과 피부의 표면에 살고 있습니다. 힘들게 손을 씻어도 얼굴을 만지면 다시 균이 붙습니다. 손톱 깎는 것도 중요합니다.

Q28 〉 내성균이 적은 나라는 어떤 대책을 쓰나요?

내성균이 적은 나라들은 의료 체제가 다릅니다. 그러한 국가는 항생제를 주의를 필요로 하는 약으로 취급하고 있습니다.

내성균이 적은 북유럽 나라들의 내성균 대책은 철저합니다. 〈항생제 사용 치료지침〉을 만들어 의료관계자들에게 철저하게 주지시켜서 항생제의 사용을 줄입니다. 감기나 중이염에 쉽게 항생제를 사용하지 않습니다. 일본에서도 세균감염이 확실한 경우를 제외하고 발병에서 3일간은 사용하지 않는 식의 규제를 해야 합니다.

특히 세펨 계열 항생제의 사용을 억제할 필요가 있습니다. 세펨 계열은 광범위한 세균에 효과가 있어서 예방용으로 주로 사용되고 있습니다. 게다가 약값이 제일 비쌉니다. 종류에 따라서 세펨 계열 항생제의 가격은 페니실린의 약 10배 정도입니다. 약값이라는 경제적 측면이 분명히 영향을 미치고 있다고 봅니다.

게다가 북유럽에서는 페니실린 내성균의 신고의무와 추적조사가 있습니다. 또한 내성균 양성반응자가 보육원에 다니는 것을 금지하고 있습니다. 일본에서 같은 규제를 실시하면 보육원의 0~2세 아이의 50퍼센트 이상은 금지에 해당할 것입니다. 호흡기 증상이 있는 경우에도 외출을 삼가도록 하면 일본의 보육원에 다니는 아이들 대부분은 외출할 수 없게 될 것입니다.

현재 다양한 내성균 가운데 소아과 영역에서는 페니실린 내성 폐렴구균인 PRSP가 가장 중요한 내성균입니다. 우리 병원의 외래 환자의 귀와 코 세균 배양 검사결과를 살펴보면 2002년 4월~2003년 3월까지 1년간 폐렴구균이 62건 중 35건에서 나왔습니다. 그러나 우리 병원에서 검출된 비율은 다른 결과에 비해 매우 적다는 것을 앞의 내용을 읽으면서 알 수 있을 것입니다.

PRSP가 나온 아이들은 모두 중이염으로 몇 번에 걸쳐 고막절개를 받아 입원을 경험했습니다. 퇴원 후에도 PRSP가 검출되면 가능한 항생제는 내주지 않습니다. 고열이 나도 기침이 나도 천명을 해도 1

년간 페니실린 계열, 세펨 계열 항생제는 처방하지 않고 대증요법을 쓰고 있습니다. 대부분의 항생제가 약효가 없기 때문입니다. 그렇게 1년간 경과 관찰을 해 보면 PRSP의 항생제 내성은 약해지고 듣지 않던 항생제의 효과를 볼 수 있습니다.

그런데 2003년 4월의 〈닛케이 신문〉은 일본 외래소아과학회의 연구팀에서 개업의를 중심으로 열이나 기침 등의 증상이 있어서 감기라고 진단한 환자에게 항생제를 처방한 비율을 조사한 결과를 보도했습니다. 그 결과 47퍼센트가 항생제를 처방하고 있었습니다. 의사의 약 40퍼센트가 발열의 증상이 있는 대부분의 환자에게 항생제를 처방하고 있었습니다. 세균감염증을 부정할 수 없는 2차 감염예방 등이 처방의 이유이지만 항생제로는 그러한 효과를 볼 수 없다는 것이 주지의 사실입니다. "이미 만연한 항생제의 부분별한 사용을 중단하는 법규의 제정이 시급하다"고 연구팀의 의사들은 말하고 있습니다.

Q29 〉 메티실린 내성 황색포도상구균인 MRSA는 공기로 전염될까요?

MRSA는 공기를 통해 감염되지는 않는다고 합니다만 기관지염, 폐렴으로 심한 기침을 하는 환자의 침 등에 직접 맞을 경우, MRSA에 감염된 상처가 굳어서 떨어져 나온 부스러기에 의한 경우 등은 심한 감염이 일어날 가능성이 있습니다. 이러한 특수한 경우를 제외하고 감염은 일어나지 않으므로 MRSA는 감염력은 약한 세균이라 할 수 있습니다.

세균은 먼지에 붙어서 공중에 둥둥 떠다니지만 상당히 작은 입자가 아니면 공중에 장기간 떠다니는 것은 불가능합니다. 대개는 1~2미터 정도 날면 마루에 떨어져 버립니다. 그래서 감염자에게서 튄 침이나 상처 딱지의 크기로는 감염이 거의 불가능합니다.

현실적으로 첫 번째 감염경로는 의료종사자나 간병인의 손을 통한 것입니다. 병원 직원의 비강에서의 MRSA의 검출율은 시설에 따라 상당히 차이가 있어 1~20퍼센트 정도입니다. 평균적으로는 2~4퍼센트 정도라고 합니다. 병원에는 MRSA가 있다는 전제 하에 예방수단을 강구하는 것이 좋을 것 같습니다.

Q30 〉 최근 내성균의 세대교체가 매우 빠르다고 하는데
어떤 내성균인지 알아보는 동안 1~2일 내에 시급히 대응해야 하는 균의 치료가 늦어지지 않을까요?
또 면역에 대한 내성균이 나올 가능성은 없을까요?

최신 의학지에는 많은 치료법이 보고되고 있습니다. 미국 CDC에서도 새 가이드라인이 계속해서 나오고 있습니다. 상당히 강력한 내성균이 갑자기 출현하지 않는 한 현재 있는 항생제를 병용하는 요법으로 대처할 수 있습니다.

최악의 상황을 고려해 치료 계획을 정하고, 치료를 시작할 때는 균종을 확정하기 전에 균 종류의 표준을 정해둡니다. 또 자신이 어떤 약에 내성이 생길 경우 즉시 사용을 그만두는 등 발빠른 대응이 필요합니다. 그러면 내성균이 점점 늘어나는 것, 내성이 바뀌는 것을 방지할 수 있습니다.

면역작용에 대한 내성은 생기지 않는다고 생각합니다. 백혈구나

마이크로 파지가 균을 먹는 구조는 균의 종류나 항생제 내성의 유무에는 관계가 없는 작용으로 선천성 면역이라 불리고 있습니다. 에이즈 바이러스인 HIV와는 달리 세균이 저항력을 가지고 있어 면역에 대한 내성을 가지기는 힘들다고 생각합니다.

Q31 〉 MRSA가 검출된 사람이 있습니다. 전염 위험은 없을까요?

감염이란 균이 원인이 되어 병에 걸리는 것입니다. MRSA는 영양 상태의 악화, 항암제나 스테로이드제 등에 의해 면역력이 저하된 상태이거나 욕창이 생긴 경우, 요관 카테테르, 영양 튜브, 중심정맥영양관이 신체에 있는 상태에서 감염되기 쉬우며, 건강한 사람, 영양 상태가 좋은 사람은 감염될 확률이 적습니다.

MRSA는 정상균과 함께 주로 피부와 비강에 있는데 그밖의 장소에서 발견되는 경우는 드뭅니다. 또 감염 후에는 요, 변, 객담, 혈액에서 검출됩니다.

가정에서 MRSA가 검출된 사람을 간호할 때 전염을 막으려면 콧물, 객담, 상처의 분비물 등을 만질 때는 장갑을 끼고, 장갑을 뺀 후에도 충분히 손을 씻고, 그 사람의 방과 몸 주변의 물건을 정기적으로 소독해야 합니다.

Q32 〉 8개월 된 아이의 배에 MRSA가 살고 있다 합니다.
MRSA를 몸에서 내쫓는 것이 가능할까요?

코 점막의 MRSA는 항생제 〈무피로신〉을 사용하면 내쫓을 수 있습니다. 그런데 최근 이 무피로신이 듣지 않는 MRSA가 나왔다는 보고가 있습니다. 장에 있는 MRSA를 항생제로 내쫓는 것은 매우 곤란합니다. 하지만 MRSA가 있을 뿐 증상이 없다면 치료는 불필요합니다. 치료하지 않아도 MRSA가 없어지는 경우도 있지만 1~2년간 변에서 MRSA가 검출되는 예도 있으므로 정기적인 검사가 필수입니다.

현재는 어떤 특정한 방법으로 MRSA를 없앨 수는 없습니다. 그러나 정상적인 장내 세균을 증가시키는 식이섬유, 올리고당을 적극적으로 섭취하고, 유산균제제를 복용하고, 건강상태를 양호하게 유지하고, 운동하고, 손을 잘 씻는 등 극히 주의를 할 필요가 있습니다.

Q33 〉 MRSA의 감염은 반복되는 것인가요?

딸은 4살인데 심장질환이 있어 수술을 2번 받았는데

감기로 항생제 3종을 1달 간 복용하고 MRSA에 감염되었습니다.

지금은 MRSA가 없어졌지만 앞으로 다시 생길까봐 걱정입니다.

MRSA가 있다고 해서 검사할 때마다 반드시 검출되는 것은 아닙니다. 그러므로 여러 번 반복해서 감염된다고 생각하는 것보다 계속해서 체내에 있어도 검출되지 않았을 가능성이 높습니다. MRSA는 항생제로는 없애지 못하기 때문에 일단 검출되지 않았어도 다시 균이 나오는 경우가 종종 있습니다.

심장 수술이라는 특수한 사정이 있지만 감기는 대부분 바이러스성입니다. 그런 것에까지 항생제를 복용할 필요는 없겠죠. 항생제를 복용하고 있는 동안은 MRSA가 없어지지 않습니다. 매회 반복되는 검사가 힘들기는 하겠지만 검사 후 세균감염이 확실한 경우에만 항생제를 복용해야 합니다.

뇌신경외과의 영역이지만 수술 후 감염된 MRSA가 한방약으로 없어졌다는 보고가 있습니다. 보중익기탕, 십전대보탕입니다. 특별히 눈에 띄는 부작용은 없으므로 한 번 시도해 봐도 좋을 것 같습니다.

Q34 MRSA를 소독하는 방법에 어떤 것이 있습니까?

MRSA는 생물학적으로 특별한 세균은 아닙니다. 때문에 다른 일반적 세균과 같이 대응하면 충분합니다. 현재는 일반적인 대책이 충분하지 않기 때문에 병원내 감염이 빈발하는 것입니다. 소독약에 내성을 가지는 MRSA는 없다고 합니다.

소독약에는 아래와 같은 것들이 있습니다.

- 알콜류 : 에탄올, 이소프로판올
- 페놀류 : 크레졸, 페놀
- 할로겐화합물 : 차아염소산나트륨, 요오드흘
- 4급 암모늄화합물류 : 염화 젠잘코늄, 염화 벤제토늄
- 양성계면활성제 :
  알킬폴리아미노에틸글리신, 알킬디아미노에틸글리신
- 비구아나이드계류 : 클로르헥시딘글루코네이트
- 알데히드류 : 포르말린, 글루타랄

7. 올바른 항생제의 사용법

Q35〉 세균검사가 필요하다고 알고는 있지만 굳이 검사할 필요가 있을까요?

증상만으로 항생제가 필요 여부를 알 수 있는 방법은 없을까요?

　감염증 진단은 세균검사로 병원균을 확정하는 것이 가장 확실합니다. 그러나 증상만으로 확인하는 것도 어느 정도는 가능합니다. 세균성인지 아닌지는 별도로 하고 38.5도가 넘는 고열이 3일 이상 계속 있거나 식욕이 없거나 호흡수가 많다는 3가지의 증상이 있다면 폐렴을 의심하고 검사를 받거나 약을 처방받는 것을 염두에 두어야 합니다. 실제 이 3가지 증상이 모두 있으면 어찌됐든 점적주사, 입원 등의 방법을 통한 치료를 해야 하는 경우가 많습니다.

　목이 아플 때 항생제를 먹을 필요가 있는지 어떤지는 ①편도선에 하얀 태가 붙어있다 ②열이 있다 ③기침은 없다 ④목의 림프마디가 부어있다 ⑤근육통 ⑥갑작스런 발병이라는 항목으로서 판단하면 감별이 가능하다는 보고가 있습니다. 증상만으로도 상당한 확률로 세균성 질환인지 어떤지 판단할 수 있습니다.

　이 6항목 전부에 해당하지 않아도 판단이 망설여지는 경우는 용혈성 연쇄구균 항원검출 신속검사나 혈청 CRP치나 백혈구 수 검사로 확인합니다. 검사를 하지 않는 경우도 증상의 변화가 있으면 얼른 진찰을 받아 판단해야 합니다.

　아이가 목이 아프고 메슥거리는 등의 소화기증상이 있을 때 용혈성 연쇄구균 감염증을 의심해야 합니다. 편도선에 하얀 태가 붙어 있으면 일반적으로 화농되어 있는 세균성이라고 여겨지만 반드시 그런 것은 아닙니다. 아이들은 아데노바이러스 감염증에 의한 인후염 등 바이러스성인 경우도 많습니다.

한편, 열의 형태에 따라 대략 바이러스성인지 세균성인지 알 수 있는 경우도 있습니다. 바이러스 감염증인 경우는 밤사이 상승하고 아침과 낮에는 내려가는 경우가 많으며, 세균 감염인 경우는 아침부터 고열이 나고 바이러스 감염증에 비해 기운이 없는 상태인 경우가 많은 것 같습니다. 아침에 일단 열이 내려가거나 해열제 좌약을 사용해서 일시적으로 열이 내리는 경우는 염증이 가볍고 대부분 바이러스 감염증입니다.

Q36 〉 항생제를 되도록 먹고 싶지 않은데, 먹다 남기면 안 된다고 들었습니다. 너무 적어도 내성균을 늘리는 것입니까?

내성균 증가의 주된 원인은 무엇보다 항생제의 잘못된 사용법입니다. 지나치게 사용하는 것이 비난받고 있지만 사용량이 너무 적거나 복용기간이 너무 짧아도 세균이 살아남아 병을 주위에 감염시키고 확대시킬 위험성이 증가하여 내성균이 생기기 쉬운 환경을 만들게 됩니다.

항생제의 사용이 너무 많으면 효과는 있지만 부작용이 나올 확률이 커집니다. 그러나 너무 적어서도 효과는 없습니다.

최근 다른 병원의 치료에서 증상이 좋아지지 않아 내원한 몇 명의 아이들 중에 정해진 항생제의 용량보다 적은 양을 처방받고 있던 사례가 있었습니다.

A군은 심한 기침이 있어 진찰을 받았습니다. 마이코클라즈마 감

염증으로 생각되어 처방된 〈클라리스로마이신〉의 양이 100밀리그램이었습니다. 약의 필요량은 체중 1킬로그램 당 10~15밀리그램입니다. A군의 체중은 약 20킬로그램이니 용량을 맞추려면 200~300밀리그램 정도가 필요합니다. 필요량의 1/2에서 1/3만 먹었기 때문에 효과가 없었던 것입니다. 항생제의 양을 늘려서 복용시켰더니 즉시 증상이 개선되었습니다. 이처럼 항생제는 용량과 용법을 지키지 않으면 잘 듣지 않습니다. 뿐만 아니라 적게 사용하면 내성균을 만들어 낼 위험성이 커집니다. 항생제를 약국에서 처방전 없이 살 수 있는 나라들 특히 내성균이 많다고 합니다. 용량과 용법을 지키지 않고 어설프게 복용했기 때문입니다.

용량과 용법을 지키지 않아 내성균이 증가한 전형적인 예는 다제내성균이 만연되어 있는 결핵입니다. 6개월의 치료기간을 지키지 않고 중단하거나 매일 약을 제대로 먹지 않아서 내성균이 발생해 만연하게 되었습니다. 현재, 미국에서는 〈DOTS법〉에 의해 보건소 직원들이 결핵환자의 약을 확인하여 치료를 확실히 함으로써 결핵의 만연과 내성균의 확대를 방지하고 있습니다.

항생제는 필요할 때 필요한 만큼 사용하는 것이 효과적일 뿐만 아니라 내성균의 발생을 억제할 수 있습니다. 항생제가 필요할 때는 양과 기간을 지켜 끝까지 먹으세요. 증상이 좋아졌다고 해서 마음대로 중단하는 것은 위험합니다.

또한 VRE는 동물의 성장촉진제로서 사료에 첨가한 반코마이신과 유사한 항생제인 〈아보파신〉이 원인이 되어 발생, 확대되고 있습니다. 아보파신을 포함해, 사료에 첨가하는 항생제의 양은 병을 치료하는 양에 비해 훨씬 적은 양입니다. 이러한 소량의 장기간 복용은 인간에게도 동물에게도 위험한 사용법입니다.

**Q37 〉 항생제가 필요없는 감기나 인플루엔자와
항생제가 필요한 감염증을 어떻게 구분하고 치료해야 할까요?**

항생제를 사용해야 할지 혹은 말아야 할지는 환자나 의료종사자 모두 고민하는 문제입니다. 항생제 사용을 결정하는 데는 충분한 검사가 뒷받침돼야 합니다.

"감기에는 항생제가 필요 없다 하더라도, 높은 열이 계속되면 폐렴이나 요로감염 합병증을 의심하면서 지금도 항생제 선택에 이리저리 고민하게 된다."

개업한지 20년이 넘은 한 베테랑 소아과 의사가 감기치료에 대한 글에서 이렇게 술회했습니다. 또한,

"열이 높으면 항생제라는 도식은 의사가 엄마들에게 주입한 것이라 할 수 있다. 내성균이 문제가 되는 지금, 아이들 감기에 아무 소용도 없는 항생제를 사용하지 않을 수 있는 용기를 가지고 감기에 대처하자"고 말합니다.

항생제 사용을 줄이기 위해서는 항생제가 필요한지 어떤지를 간단히 구별하는 방법이 필요합니다. 베테랑 소아과 의사가 항생제를 사용하지 않으며 감기를 치료하려고 결심하게 된 이유는 몇몇 중요한 감염증을 비교적 간단하게 진단할 수 있어서입니다.

현재, 외래에서 단기간에 진단할 수 있게 된 감염증은 인플루엔자 A · B형, 마이코플라즈마 감염증, 용혈성 연쇄구균 감염증, 클라미디

아 감염증, 아데노바이러스 감염증, RS바이러스 감염증, 로타바이러스 감염증입니다. 혈액검사가 필요한 것은 마이코플라즈마뿐이며 다른 병은 목, 콧물, 변만으로도 검사가 가능합니다.

항생제 사용이 빨리 해야 하는 경우는 용혈성 연쇄구균 감염증, 백일해 그리고 마이코플라즈마 폐렴초기증상입니다.

인플루엔자가 확인되면 〈아만타진 신메트렐〉이나 〈올세타미빌 타미플〉이 효과가 있으므로 항생제가 필요해지는 경우는 드뭅니다.

심한 편도염에서 고열이 계속되어 심각하게 보이는 경우에도 아데노바이러스 감염증이라면 항생제 없이도 4~5일 이내에 열이 내립니다.

RS바이러스 감염증은 1세 전후의 유아에게 많고 고열과 천명이 있어서 폐렴·기관지염이라고 하여 항생제를 처방받는 경우가 많지만 항생제는 기침이나 발열을 지연시키므로 오히려 해롭습니다.

로타바이러스 감염증은 겨울에 유행합니다. 1세 전후의 아이들에게 많이 나타납니다. 유아구토설사증이라고도 하며 치료를 하지 않아도 7일 전후로 설사가 멈춥니다.

일본은 인플루엔자 등의 즉시진단 메뉴얼이 세계적으로 가장 잘 보급되어 있습니다. 인플루엔자 환자를 항생제 없이 완쾌시킨 경험들이 생기니 의사와 환자들의 생각도 상당히 변화했습니다.

의사는 진단에 좀 더 시간을 들이고 환자들도 조금만 더 참는다면 불필요한 항생제는 사용하지 않아도 됩니다.

**Q38 〉 산부인과에서 수유 중에도 괜찮다는 항생제를 먹고 있습니다.
정말 아기는 괜찮은 건가요?**

수유 중 특히 삼가야 하는 항생제는 〈클로람페니콜〉, 〈에리스로마이신〉, 테트로사이클린 계열 항생제, 〈박터〉 등의 설파제, 퀴놀론 계열의 〈타리비드〉 등입니다. 임신 중에도 마찬가지입니다.

한편 페니실린 계열, 세펨 계열 항생제는 비교적 안전합니다. 알레르기 반응을 제외하면 거의 부작용은 없다고 합니다. 엄마가 복용한 항생제에 의해 수유 중의 아기가 받는 부작용에 관한 데이터가 적으므로 정확하게는 잘 모릅니다.

수유하는 엄마들은 가능하면 모든 약을 먹지 않는 것이 좋습니다.

의사와 환자가 생각해 볼 문제들
항생제는 만병통치약이 아니다

현대의료가 무너질 수도 있다

아이들의 기관지염이나 폐렴 등의 주된 원인균은 황색포도상구균, 폐렴구균과 인플루엔자균이다. 그런데 이 균들에서 내성균이 증가하고 있다.

황색포도상구균은 피부와 비강의 정상균이지만 항생제의 과용으로 MRSA라는 괴물을 만들어 냈다. 성인의 5~10퍼센트의 상기도에 항상 살고 있는 폐렴구균은 2세 이하의 유소아와 고령자가 감염되면 중증이 되기 쉽다. 인플루엔자균은 폐렴의 5~15퍼센트를 차지하고 있으며, 아이들의 중이염, 세균성 수막염의 원인이 되고 있다.

그래서 전문가들은 내성균에 의해 일상적으로 진찰하는 질환이 잘 낫지 않고 있으며, 특히 소아과에서 자주 사용하는 세펨 계열 경구 항생제가 거의 효과가 없게 되었다며, 경험에 의존한 세펨 계열 항생제의 안이한 투여는 단연코 삼가야 한다고 지적한다. 이것은 소아과 치료가 이루어지지 않는 고비까지 왔다는 것을 의미한다. 내성균 대책은 이제 더 이상 미룰 수 없다.

내성균을 줄이는 첫 번째 방법은 '항생제의 사용을 줄이는 것' 이다. 아직도 불필요한 항생제 투여는 계속되고 있다. 미국 FDA는 미국내 외래 클리닉에서 처방된 항생제의 절반은 불필요한 것으로 보고 있으며, 항생제의 과잉 사용이 치료 효과를 저하시킨다고 경고하고 있다.

일본 역시 과잉 사용한다는 것을 보여주는 조사결과가 있다. 2003년 소아과 의사 157명을 대상으로 한 조사에 따르면, 바이러스성 감염증 감기환자의 47퍼센트에 필요 없는 항생제를 처방하고 있다. 의사의 40퍼센트 가까이가 발열이 있는 대부분의 환자에게 항생제를 처방하고 있었다는 것도 판명되었다. 조사 범위를 넓힌다면 더욱 높은 항생제 처방률이 나올 것이다. 이래서는 내성균이 줄어들 리가 없다.

앞으로 현재 있는 항생제를 전혀 쓸 수 없게 되는 사태도 예상된다. 이미 새로 개발된 항생제가 시장에 나올 무렵에 병원에서 새 항생제의 내성균이 발견되고 있다. 이대로라면 세균을 죽이는 획기적인 방법이 발견되거나 개발되지 않는 한, 세균과 인간의 싸움의 최후의 승리자는 세균이 될 것이다.

사용할 항생제가 없어진다는 것은 많은 사람들이 세균감염으로 목숨을 잃었던 플레밍 이전의 시대로 돌아가는 것을 의미한다. 우리 자손이 그런 일을 당하지 않게 하기 위해 지금부터라도 방법을 찾지 않으면 안 된다. 귀중한 재산인 항생제를 후세에게 전해주기 위해서는 항생제 오남용을 그만두고, 올바른 판단을 기초로 적정하게 사용할 필요가 있다.

세균검사를 통해 효과있는 항생제를 쓰자

현재 의학계에서는 EBM Evidence-Based Medicine, 즉 확실한 증거에 기초한 의료가 논의되고 있다. 지금까지 통용되던 단순한 개인 경험이나 선배에게 배운 의료가 아닌, 데이터 분석을 기초로 한 치료가 필요하다는 것이다. 감염증 영역은 확실히 이 EBM이 필요하다.

내성균을 줄이는 데 즉효 대책은 없다. 시간은 걸리지만 항생제의 사용을 줄이는 것이 가장 효과적이다. 항생제의 사용을 줄이기 위해 감염증거를 얻기 위한 세균검사를 더욱 적극적으로 해야 한다.

우선 감염 세균을 정확히 파악해서 그 세균이 어떤 항생제에 내성을 보이는지 먼저 조사하고, 효과 있는 항생제만 정확히 처방하면 항생제 사용량이 큰 폭으로 감소하게 된다.

일본은 미국에 비해 세균배양 검사 건수가 10분의 1 수준이다. 병원의 3분의 2는 세균검사 전문가가 없다. 유감스럽지만 세균검사는 수고에 비해 이익이 적기 때문에 적극적으로 하지 않는다는 지적도 있는 실정이다.

의료행위자, 의료소비자 모두 인식을 조금씩 바꿔 항생제를 정확히 사용하면 내성균은 확실히 감소할 것이다.

내성균을 예방하는 가장 좋은 습관 : 손 씻기

1
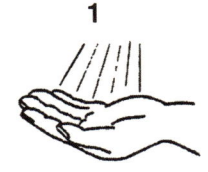
흐르는 물에 손을 적셔
항생제나 항균제를
첨가하지 않은
비누를 묻힌다

2
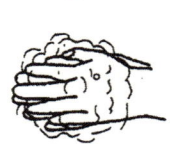
손바닥을 비벼
거품을 잘 내어 씻는다

3
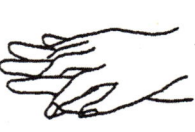
손등을
다른 한쪽 손바닥으로
문지른다

4
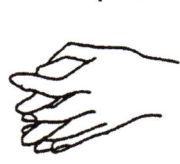
손가락 사이도
잘 씻는다

5
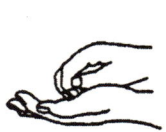
손가락 끝을 다른 한쪽
손바닥으로 문지른다.
손톱도 잘 씻는다

6
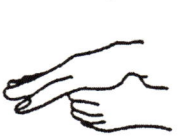
엄지손가락을
감싸듯이
문지른다.

손씻기의 포인트

1. 요리 전후, 식사 전, 화장실 사용 후, 외출 후 등 하루에 최소 5회, 1회에 1분간 씻는다.
2. 비누는 무첨가 비누를 사용한다.
   (내성균이 늘어날 뿐인 제균 혹은 항균 비누는 쓰지 않는 것이 좋다)
3. 시계나 반지는 뺀다.
4. 잘 씻겨지지 않는 부분을 기억해 두었다가 그것을 염두에 두고 씻는다.
5. 손을 씻은 후 얼굴이나 머리를 만지지 않는다.
6. 손톱은 짧게 하고 인공손톱을 붙이거나 매니큐어를 바르지 않는다.

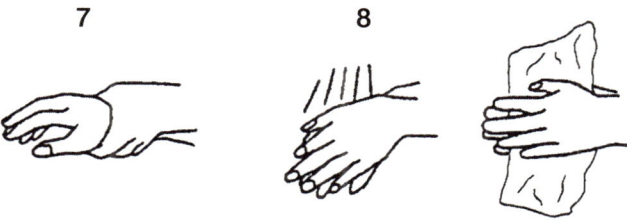

7 손목을 씻는다

8 흐르는 물에 잘 씻고 종이타올로 닦는다
수도꼭지를 잠글 때는 그 타올을 사용하고
직접 수도꼭지에 닿지 않도록 한다

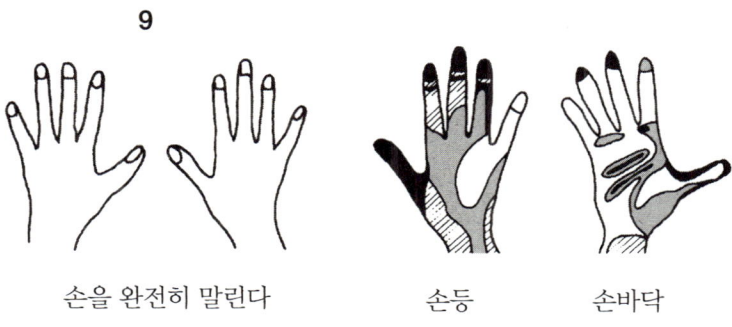

9 손을 완전히 말린다

손등 손바닥

■ 손 씻을 때 가장 빠뜨리기 쉬운 부분

▨ 손 씻을 때 다소 빠뜨리기 쉬운 부분

Taylor LJ. An evalution of handwashing technique 1.
Nursing Times. 12:54-55, 1987. 에서

감염증 예방의 포인트

1. 외출에서 돌아오면 손을 씻고 양치질하는 습관을 들인다.

2. 항균제품은 사용하지 않는다.

3. 손톱은 기르지 않고 짧게 한다.

용어설명 가나다순

MRSA 메티실린 내성 황색포도상구균. 대부분의 항생제에 내성을 지니고 병원내 감염의 원인이 된다.

O-157 대장균 표면에 있는 단백질 O 항원의 여러 가지 혈청학적 타입 중 157번째로 발견된 것이라 하여 O-157이라고 한다. 전염성이 매우 강한 이 균이 일단 인체에 침입하면 복통·설사·혈변을 일으키고, 독소가 몸에 퍼져 적혈구를 파괴하며, 신장을 집중 공격하여 용혈성 요독증(尿毒症)을 일으킨다. 요독증이 생기면 2차적으로 신경계·호흡기계·순환계 등에 장애가 와 사망하게 된다.

ST합제 설파제(설파메톡사졸)과 트리메토프림이라는 두 가지 항생제의 합제. 동시에 엽산이라는 핵산의 합성에 특히 필요한 물질의 합성계로를 차단한다. 두 가지를 합하면 상승적으로 작용해 살균력이 높아지기 때문에 합제로 이용된다.

VRE 반코마이신내성 장구균. MRSA에 효과가 있는 마지막 항생제인 반코마이신에도 내성을 가지며 MRSA와 함께 감염증에 사용하는 항생제의 효력이 없게 하는 원인균.

VRSA 반코마이신내성 황색포도상구균. 반코마이신에 내성을 가지는 MRSA 중에서도 가장 강한 내성균.

내성 폐렴구균 폐렴구균은 폐렴이나 중이염, 수막염 등을 일으키는 병원균으로 최근 β-락탐제, 에리스로마이신, 퀴놀론계 등이 듣지 않는 내성균이 증가하고 있다.

녹농균 강이나 토양 등 자연계에 넓게 분포하고 있는 막대모양의 세균. 항생제에 내성을 가지기 쉬워 병원내 감염의 원인이 된다. 감염부위에서 나오는 농이 녹색색소를 만들어 녹색이 되기 때문에 이러한 이름이 붙었다.

농가진 impetigo. 농포(膿疱)와 가피(痂皮)를 주요 증세로 하는 피부병을 말한다. 다음 두 가지로 크게 나누어진다. ① 백색포도상구균성(白色葡萄狀球菌性) 농가진 : 주로 어린이의 노출부에 반구상(半球狀)으로 완두콩 크기의 수포(水泡)가 생기는데, 처음에는 무색투명하다가 점차 혼탁하여 불투명한 담황색으로 변한다. 그대로 가피(痂皮)가 생겨서 치유되기도 하지만 대개는 파열되어 헐게 되며, 잇달아 새로운 수포가 생기며 다른 아이에게 전염된다. 여름철에 많이 생기는데 성인에게는 드물다. ② 연쇄구균성(連鎖球菌性) 농가진 : 계절에 관계없이 발생하는데, 겨울철에 많은 편이다. 어린이뿐만 아니라 성인도 걸린다. 당초에는 붉은 빛깔의 작은 구진(丘疹)이 생겼다가 바로 작은 농포로 변하여 확대·증가한다. 처음부터 황색을 띠고 두꺼운 가피를 만드는 경향이 강하다. 얼굴에 많이 생긴다.

뉴퀴놀론제 1980년대 후반부터 일본이 세계적으로 앞서 개발한 항생제의 종류로 천연물질이 아닌 전합성 항균제이다. 세균의 DNA 복제를 멈추게 하는 살균적 항생물질. 넓은 항균 스펙트럼을 가진다.

다제내성 한 종류의 세균이 성장하는 것을 억제하거나 사멸시키는 물질(항생제 또는 항균제)는 여러 가지가 있다. 예를 들면, 포도상구균을 치료하는 약물은 설파제·스트렙토마이신·테트라시클린·클로람페니콜 등이 있다. 그런데 이러한 여러 가지 약물에 모두 내성을 보이는 경우를 다제내성(多劑耐性)이라고 한다.

메티실린 페니실린G를 분해하는 세균의 효소 페니실나아제에 저항성을 가진 페니실린. 페니실린 G의 분자구조를 변경해서 페니실리나아제에 의해 분해되지 않도록 한 반합성(천연물을 인공적으로 변경했다는 뜻) 페니실린.

미생물 미생물은 주로 단일세포 또는 균사로써 몸을 이루며, 생물로서 최소 생활단위를 영위한다. 조류(algae), 균류(bacteria), 원생동물류(protozoa), 사상균류(mold), 효모류(yeast)와 한계적 생물이라고 할 수 있는 바이러스(virus)가 미생물에 속한다.

바이러스 바이러스는 유전정보를 지닌 핵산(DNA, RNA) 그 자체이고, 한 개의 세포로 이루어진 세균과는 달리 독자적으로 자기 자신을 복제하여 증식할 수 없다. 따라서 바이러스가 사람에게 감염되는 경우 사람의 세포 속에 들어가 그 세포 기능을 이용하여 자기(핵산) 복제를 해서 증식한다. 따라서 대부분의 경우 감염된 사람의 세포는 바이러스를 증식시킨 후 사멸되고 이어서 감염증상이 나온다.

반코마이신 1956년에 발견된 항생제. 분자량 약 1400의 큰 당펩티드이고 그램양성균(포도상구균이나 장구균, 폐렴구균 등)에 효과가 있다. 일본에서는 1991년부터 MRSA에 대해 사용하고 있다.

사료첨가물 사료의 맛을 내기 위하여, 사료의 안정성을 위하여, 사료의 특성상, 사료의 모양을 유지하기 위하여, 사료의 신선도 유지와 방부효과를 위하여, 성장 촉진과 감염 예방을 위하여 사료에 첨가하는 물질을 말한다.

성장촉진제 동물, 식물, 인간의 성장을 인위적으로 촉진시키기 위해서 쓰는 약물을 말한다. 호르몬제, 호르몬 분비 촉진제, 항생제, 미네랄, 영양제 등이 사용되고 있다.

세균 박테리아라고도 한다. 현재까지 2,000여 종이 알려져 있다. 엽록소가 없기 때문에 광합성을 할 수 없다. 따라서 땅속, 물속, 공기속, 사람의 몸속 등 어느 곳에나 양분이 있으면 기생한다. 산소를 필요로 하는 세균을 호기성세균, 산소 없이도 살 수 있는 세균을 혐기성세균이라 한다. 세균은 인간에게 이로운 유용세균과 해를 끼치는 유해세균이 있다. 유용세균은 식품을 가공하거나 항생물질로 이용하고, 유해세균은 여러 질병을 일으키는 세균으로 파상풍균·콜레라균·디프테리아균·결핵균 등이 있다.

세펨 계열 β-락탐 고리 옆에 이중결합을 지닌 육원환(6개의 원소가 고리 모양으로 배열되어 있는 고리를 말한다)을 가지고 있는 것을 특징으로 하는 β-락탐제.

수막염 병원 미생물이 뇌척수액 속에 들어가면 중증의 감염증을 일으킨다. 고열, 두통, 메스꺼움, 구토, 의식장해 등.

아미노 배당체 1950년대에 발견된 스트렙도마이신을 시작으로 현재까지 이러한 종류의 항생제가 많이 개발되고 있다. 살균력이 강하다.

아보파신 미국에서 개발한 반코마이신과 같은 종류인 당 펩티드계 항생제. 인간에게는 사용되지 않고 오직 가축의 사료첨가제로서 세계 각국에서 사용되어 왔다.

장구균 사람이나 동물의 장관 내에 살고 있는 둥근 모양을 한 세균. 사람에게 병을 일으키는 경우는 적지만 골수이식을 받는 환자의 경우처럼 몸을 지키는 백혈구가 거의 없는 상태가 되면 몸속에 침입해 감염증을 일으킨다.

카세트 염색체 다른 균종의 염색체 일부분이었다고 생각되는 DNA 조각으로 그 양끝에 특정 염기배열이 있고 그 부분에 재조합 효소가 작용해서 다른 염색체의 특정 부분에 삽입되거나 다시 잘라져 나오거나 한다. 즉 카세트처럼 자유자재로 들어가고 나오는 염색체 일부분을 일컫는다.

페니실린G Penicillium notatum이라는 푸른곰팡이가 생산하는 항생제. 1929년에 플레밍(A, Fleming : 영국의 세균학자)이 발견했다. 역사상 최초로 실용화(1941년)된 β-락탐 계열 항생제다.

플라즈미드 세균세포 중에는 염색체라는 그 세포 본래의 유전정보 설계도를 지닌 DNA와 염색체에 비해 훨씬 작은 고리모양의 DNA가 있는데, 후자를 플라즈미드라고 한다. 이 플라즈미드는 약제내성의 유전자 등 세포 생존에는 불필요하지만 도움이 되는 유전정보를 지니고 있는 경우가 많다. 불필요하면 버릴 수도 있다.

항균제, 항생제, 합성화학제 세균의 성장을 억제하거나 세균을 사멸시키는 물질을 항균제라고 한다. 항생제는 미생물이 생산하는 대사산물로 소량으로 다른 미생물의 발육을 억제하거나 사멸시키는 물질이다. 항균제에는 미생물 내에 존재하면서 미생물 간의 생존경쟁 시 길항 작용을 일으키는 물질인 항생제와 화학적인 합성 공정을 거쳐 제조한 물질인 합성화학제가 있다. 항생제도 구조를 명확히 알면 합성이 가능하고, 실제로 수많은 항생제가 지금은 합성에 의해 생산된다. 화학요법제란 합성이나 미생물을 통하지 않고 자연계에서 얻은 물질을 가리키며 합성화학제를 여기에 포함시키기도 한다. 비예맹은 1889년 공생에 반대되는 개념으로 항생(antibiosis)이라는 용어를 처음 사용했다. 현대 화학요법은 에를리히(1854~1915)에 의해서 시작되었다. 1907년 에를리히는 '트리파노소마의 화학 요법'을 발표하면서 화학 요법제라는 용어를 처음 사용하였다. 1910년에는 606번째로 합성한 비소 화합물이 매독의 원인이 되는 스피로헤타균에 효과가 있음을 발표하였고, 이후에 더 좋은 효능을 지닌 네오살발산(neosalvarsan)을 발견하였다. 1927년 바이엘 연구소의 병리학 및 세균학 연구실 책임자로 화학요법제에 대해 연구한 도마크(1895~1964)가 1932년 설폰아마이드기를 가진 빨간색 프론토질이 포도상 구균과 용혈성 연쇄상 구균에서 항균 작용을 일으킨다는 사실을 처음으로 발견하였다. 이 물질은 1935년부터 상품으로 판매되었으며 살발산 이후 두 번째 화학 요법제였다. 플레밍(1881~1955)은 도마크보다 앞선 1929년 페니실린이라는 항생물질을 발견했으나, 도마크의 연구를 접한 후 곰팡이와 같은 생명체로부터 항생 물질을 얻는 것은 불가능하며 합성을 통해서만이 얻을 수 있다고 생각하여 연구를 더 진행시키지 않았다. 먼지 더미 속에서 잠자고 있던 플레밍의 연구 결과를 다시 살린 것은 플로리와 체인이었다. 그들은 플레밍의 오류를 보완하여 1939년 록펠러 재단으로부터 연구비를 지원받아 페니실린 연구를 시작하였다. 결국 그들은 도마크가 했던 것과 유사한 방법으로 동물실험을 하여 1940년 5월에 병원성 세균에 감염된 쥐에서 페니실린의 항생 효과를 입증하였다. 1940년 8월에는 이러한 실험 결과를 논문으로 발표하였다. 플로리와 체인은 임상 실험을 하기 위해 다량의 페니실린을 생산하고자 하였다. 그러나 영국의 제약회사들은 이들의 연구에 관심을 가지지 않았고, 결국 미국에서 대량 생산을 하게 되었다. 그 후 1943년에 제2차 세계 대전 부상병들 치료에 페니실린이 이용되기 시작하였다.

항생제 본래 세균, 진균(곰팡이) 등의 미생물이 생산하는 화학물질로 다른 미생물을 죽이거나 그 증식을 억제하는 작용을 지니고 있다. 그것을 대량으로 생산해 감염증 치료에 사용할 수 있게 되었는데 1941년에 우연히 페니실린G가 발견되어 실용화되었다.

항생제 내성 유전자 항생제에 내성을 일으키는 유전자. 수많은 항생제에 대응해 수많은 종류가 있다. 어떤 것은 항생제를 파괴하는 단백질을 만들고 (페니실리나아제 등), 또 어떤 것은 항생제의 작용점을 변화시켜 항생제가 작용할 수 없게 한다.

황색포도상구균 대부분의 사람의 코나 목 안에 살고 있는 세균으로 평생을 사람과 공생하지만 항생제에 내성화된 것이 수술이나 병에 걸렸을 때, 상처나 조직을 통하여 체내로 침입하면 항생제로 치료할 수 없는 감염증을 일으킨다.

β-락탐제 페니실린이나 세파로스포린 등의 항생제의 총칭. 그 분자구조 속에 β-락탐 고리라는 구조를 포함하기 때문에 이러한 이름을 붙였다. PBP(페니실린결합 단백) 결합해 균의 세포벽 합성을 저해한다.

※ 히라마츠 게이치 저 『항생제가 듣지 않는다』 를 참고.

인터뷰 - 어느 축산업자에게 듣는 우리나라 축산업의 오늘

무항생 돼지 사육에 도전하는 원산농장

글 편집위원회

무항생 돼지 사육에 도전하게 된 계기는 무엇이었는가?

1991년도에 돼지가 설사병에 걸려 200마리가 죽었다. 당시에는 매일 소독하면 병원균을 잡을 수 있다고 믿었다. 정말 방바닥처럼 청소했다. 그런데 신혼여행을 갔다 돌아와 보니 그 믿음이 처참히 깨졌다. 소독약이 듣지 않은 것이다. 그 때 항생제 사용을 세뇌 당했다. 항생제가 처음엔 먹혔다. 그렇게 항생제에 의지하면서 상대적으로 환경관리는 소홀히 했다. 그러다가 95년에 어미돼지 한 마리가 관절염을 앓았다. 페니실린 주사를 놨는데도 일어나지 못했다. 1개월 동안 제일 좋다는 항생제는 다 썼다. 당시에는 항생제 내성균의 존재를 알지 못했다. 참 희한했다. 뭔가 있구나, 그래서 외국의 사례를 살펴봤는데 외국에도 기준이 없었다. 다만 국내외적으로 항생제 잔류기준만 있을 뿐이었다.

그 때 학교 은사의 거듭된 추천으로 어미돼지에게 벌침을 놨다. 죽기 전에 시험이나 한 번 해보자 하고 관절에 벌침을 주사했다. 그런데 다음 날 아침에 밥 먹는 걸 보고 항생제가 능사가 아니라는 것을 깨달았다. 그게 항생제 대체 농법을 고민하게 된 계기였다.

항생제 듣지 않는 관절염 벌침 치료가 계기

무항생제 사육기법을 도입하는 과정은 어땠는가? 처음에는 고전했을 것 같다.

처음에는 너무 많이 죽어서 꿈에 죽은 돼지가 나올 정도였다. 엉엉 울었다. 그러나 수의학 책에도 없는 병을 보면서 항생제에 대한 불신은 더 깊어갔다. 특히 감기는 어쩔 수가 없었다. 항생제가 전혀 듣질 않았다. 스스로 면역력을 높여 극복하는 방법밖에 없었다.

면역물질은 어떻게 만드나?

효모나 미생물, 식물에서 추출한 물질 등 다양하다. 면역물질은 가축에게 쓸 만큼 저렴한가와 그만한 효능이 있는가 라는 2가지가 가장 중요하다. 한 마디로 가격 대비 효능이 있는가가 핵심이다. 이 물질이 정말 효과가 있는지는 한 달 정도 먹여보면 안다.

무항생 축산을 많이 전파하고 다니는데 현재까지 무항생 축산을 받아들인 곳은 어느 정도인가?

2003년부터 전파하기 시작해서 현재까지 제주도 3곳, 충북 7곳 이렇게 10개 농장이 시도하고 있다.

벌침도 면역증강물질도 아닌 기본이 중요

무항생 사육에서 벌침이 차지하는 역할은?

벌침은 관절염, 염증, 호흡기 질환, 설사 등에 대체요법으로 보조효과가 있는 것이고, 그 이상을 기대해서는 안된다. 무항생 사육을 배우려는 사람들에게도 벌침에 과도한 기대를 하지 말라고 충고한다.

그렇다면 면역증강물질이 핵심인가?

그것도 효과는 있지만, 중요한 것은 기본이다. 무항생제 사육을 처음 접한 분들은 면역증강물질부터 얘기하는데, 나는 끝까지 기술도 어떤 물질도 20퍼센트 이상의 믿음을 줘선 안된다고 말한다. 중요한 것은 기본이고, 그 기본을 하고자 하는 농부의 의지다.

그렇다면 기본이란 무엇인가?

외부에서 들어오는 균을 원천적으로 봉쇄하는 방역과, 방역이 이뤄진 상태에서 청결, 그리고 먹는 음식이 중요하다. 통풍도 중요하다. 사람도 밀폐된 공간에 모여 있으면 산소공급이 되지 않아 쓰러진다. 지금 사람들이 그렇게 돼지를 키우고 있다. 온도를 따뜻하게 맞춰 준다고 산소공급을 잘 안해준다. 바깥 공기가 안 공기보다 신선하다. 다만 바깥 공기의 신선도를 우리가 바꿀 수는 없다. 그런데 우리 농장 옆의 논은 무항생제 분뇨를 이용해서 유기농 농사를 짓고 있고, 반딧불이 살 수 있는 논에서 나는 산소가 공급된다. 반딧불은 차가 가스 뿜어도 죽는 곤충이다.

그 다음 사료인데, 농부들은 돼지가 더러운 것도 잘 먹기 때문에 사료의 신선도가 중요하다고 생각하지 않는다. 그러나 잘못된 생각이다. 아픈 돼지는 더 희한한 음식을 찾기 때문에 먹는 음식의 청결 상태가 더 중요하다. 사료는 1개월 정도 지나면 변질된다. 우리는 1주일을 넘기지 않고 3일 이내에 먹이는 것이 원칙이다.

일반농가는 어미돼지 한 마리당 한 달에 1만원 이상 항생제 구입

무항생 사육을 하지 않는 일반 농가의 항생제 사용 실태는 어느 수준인가?

경영비 개념으로 어미돼지 한 마리당 월 평균 항생제 가격이 3년 전에 1만원 정도였고, 요즘엔 1만5천원이다. 어미돼지 한 마리면 새끼돼지 포함해 10마리 정도이고, 그러면 어미돼지 100마리면, 보통 천두 정도가 사육된다. 천두 정도 사육하는 농가라면 한 달 평균 1백만원 정도가 항생제 비용이다. 사료 내에 포함된 항생제는 빼고 그렇다. 사료 내에는 Kg당 9원에서 20원까지 항생제가 배합돼 있다. 300원하는 사료에 항생제가 많이 들어가면 4-6원, 적으면 2원 정도다. 제일 비싼 항생제는 70원짜리도 있다.

이맘때면 환절기 클리닝 보강사료가 잘 팔린다고 들었다. 어떤 기능을 하나?

환절기엔 감기나 병에 잘 걸리니까 제약회사나 사료회사에서 얼씨구나 하면서 선전하고 다닌다. 클리닝 사료는 포대로 사료에 배합하는 항생약품인데, 한마디로 몸 안에 있는 균이란 균은 나쁜 균이든 좋은 균이든 안 가리고 다 죽인다는 의미에서 클리닝이다. 이런 무지막지한 항생제 사용은 우리나라 밖에 없다.

클리닝 사료의 약효는 어떤가?

기업들은 '이 사료를 먹이면 다 방어가 된다'고 선전하고 다닌다. 일반 사료보다 30퍼센트 비싼 그 사료를 먹이면 몇 달은 별 탈 없이 간다. 그러다가 그 다음부터는 안듣는다. 그리고 나면 다른 사료회사가 '그 약은 안된다. 새로 개발한 항생물질이 있다'고 접근한다. 그러면 그걸 또 먹인다. 그렇게 돌고 돌고 그러다가 시간이 흐르면 내성균이 만연하게 된다. 그러면 내노라하는 동물약품회사가 둘러보고는 '외국에서 들여온 약인데 순도가 높은 대신 가격이 비싸다'고 선전하고 다닌다. 그런 약 중에는 클로라페리클린과 같이 외국에선 엄격히 규제되는 약도 있다. 그런데 그것도 시간이 좀 지나면 안 듣는다. 내성균은 한 번 변종되기 시작하면 금방금방 변한다. 결국 아무 것도 안듣게 되는 것이다.

항생제 구입은 특별한 처방전 없이도 가능한가?

항생제 구입에 대한 제한은 아무 것도 없다. 심지어 인체용 항생제를 돼지용으로 팔기도 한다.

항생제 내성균이 인간과 동물 사이에 전이되는 것을 경험한 적이 있는가?

예를 들어 브루셀라 균은 사람에게는 증상이 미미하지만 동물에게는 정자 형성을 막는 등 치명타를 준다. 그 브루셀라 균이 내성을 갖췄다면 농장주는 망하는 것이다. 조류독감이 사람에게 옮기는 것처럼, 돼지의 내성균도 사람에게 옮기지 말란 법은 없다. 세계적 현상도 그렇고, 이론상으로도 그렇고 내성균이 인간과 동물 사이에 전이되면서 더 치명적인 균이 되는 과정을 우리는 직접 눈으로 보고 있다.

무 항 생 제 사 육 으 로 내 성 균 을 극 복 할 수 있 다

원산농장에서는 항생제를 전혀 쓰지 않는가?

전혀 안쓰는 것은 아니고 주사제 위주로 쓴다. 순서가 이렇다. 돼지가 아프면 첫째 물이 안 좋은가, 사료를 못 먹었나, 사료는 깨끗한가 더러운가를 조사한다. 그 이후 혹시 나쁜 공기가 들어온 것 아닌가 확인한다. 여기까지 이상이 없으면 질병을 의심한다. 혹시 일교차가 많이 나서 감기에 걸렸나 아니면 다른 질병인가 추적한다. 혹시 사료가 바뀌고 난 다음에 문제가 생겼다면 사료 샘플을 검사하고, 사료를 바꿔본다. 그러면서도 증상별로 처방을 하는데, 항생제 처방이 아니고 일단 격리한 다음 관찰한다. 제일 먼저 벌침 처방을 한다. 그게 효과가 있다 싶으면 포도당을 주고 음식도 준다. 반대로 점점 더 아프면 항생제를 주사하고 하루 정도를 본다. 매일 주사를 주면 약에 취해 죽을 수도 있기 때문에 처음 딱 한 번만 놓고 약한 약부터 준다. 그 다음에는 영양제나 첨가제를 먹이고 상태에 따라 처방한다.

치료용으로 사용하는 항생제 양은 얼마나 되는가?

일반 농가가 1천두 기준 한 달에 1백만원 정도 된다면, 1년에 8천두를 출하하는 우리는 1년 내내 쓰는 양을 다 합쳐도 20만원 정도다.

일반 농가와 비교했을 때 무항생 농법이 폐사율이나 발병률에서 더 좋은 효과를 내고 있는가?

제주도에는 지금 엄청난 질병이 돌고 있는데 무항생제 농가들은 꿋꿋하게 버티고 있다. 충북 10개 농장도 성적으로 보나 수익으로 보나 꾸준하게 무항생제 농법을 사용하는 농가가 1~4위를 차지하고 있다.

무항생 사육이 내성균을 없앨 수 있다고 보는가?

수의검사원의 한 연구원으로부터 놀라운 사실을 들었다. 내성균을 갖고 태어난 돼지를 다 큰 다음에 분뇨 검사를 해보니 없어졌다는 것이다. 이게 사실이라면 내성균을 죽이려고 자극하지 않으면 내성균도 본래의 균으로 돌아간다는 가설이 가능하다. 그 연구원은 계속 무항생제 사육을 지키라고 권했다. 면역력을 키우려는 노력과 균을 계속 죽이려고 자극하는 시도 중 어느 것이 더 효과적인가는 이미 해답이 나왔다고 본다.

무항생 사육에 대한 국가인증 절실

무항생제 농법으로 돼지를 키우면 원가도 더 들 것이고, 따라서 높은 가격의 판로 확보가 저변을 넓히는데 중요한 문제일 것이다. 상황은 어떤가?

유통업자들은 무항생제 돼지가 들어와서 기존에 팔리던 일반돼지 판로를 잃게 되는 거 아닌가 하는 분위기가 있고, 또 아직까지는 인증이 없어서 우리 돼지를 무항생제란 이름을 걸고 팔지 못하게 한다. 무항생제라는 표현도 못쓰고, 친환경 돼지도 인증이 없어서 못쓴다. 그래서 이 지역에서는 일반돼지고기 가격으로 팔고, 백화점에는 약간 높은 가격으로 나간다. 무항생 돼지에 대한 국가적 인증제도가 필요하다.

유통관행과 소비문화도 무항생제 사육에 중요한 영향을 미칠 것이다. 어떻게 평가하는가?

사실 아직까지도 돼지고기는 가격만 따지는 수준이다. 특히 소시지 같은 가공식품, 국방부 납품용 등은 생산과정은 따지지 않고 무조건 가격으로만 따진다. 그래서 무항생제 사육 돼지는 그 가격에 맞출 수가 없다. 가공식품 공장은 조류독감이나 구제역이 돌면 희색이 만연하다. 농가들이 서둘러 가공용으로라도 출하할 수밖에 없기 때문이다. 청결한 국산 고기는 시장에서 승부하기 어려운 구조다.

아직 노력한 만큼 보상을 받고 있는 상황은 아닌데, 그럼에도 불구하고 무항생 사육에 집착하는 이유가 있다면?

사실 반도체나 자동차 수출해서 번 돈으로 식량을 사다 먹는 게 경제적이다. 돈벌기 위해서는 그렇게 해야 되는데, 환경을 생각하고 인간이 같이 어우러져 살기 위해서는 농업은 반드시 필수적이다. 내 가족이 평생 한 울타리에서만 살 수는 없다. 어쩔 수 없이 예식장에 가서 밥 한 끼를 먹게 되는데, 그런 음식도 안전이 보장되는 세상을 만들고 싶다. 그리고 친환경 농업이 소출이 떨어지고 수익이 발생하지 않는다는 그런 고정관념을 깨고 싶다.

책을 옮기며

그동안 먼 나라 일로, 혹은 병원 안의 일로만 여겼던 내성균 문제가 어느새 우리의 삶을 심각하게 위협하고 있습니다. 이따금 언론을 통해 항생제가 듣지 않는다는 슈퍼박테리아에 대한 경고가 흘러나오기는 했지만, 그조차도 돌아서면 남 일처럼 여기기만 했습니다.

정보가 제대로 공개되거나 관리되지 않아서 몰랐던 우리의 생활공간에는 온통 내성균으로 포위되어 있습니다. 우리가 미처 모르거나 방심하는 사이에 의약품은 물론이고 먹거리산업에 광범위하게 쓰이는 항생제는 더 이상 내성균 문제를 먼 산 바라보듯 해서는 안 되도록 만들어 놓았습니다. 대량으로 마구 사용되는 항생제는 내성균의 출현을 낳았고, 이제 어떠한 항생제에도 살아남을 수 있을 정도로 강력하게 진화하는 지경에 이르렀습니다. 언제 내성균이 나와 내 가족을 위협할지 모를 일입니다.

부끄럽게도 OECD 가입국가 중 항생제 복용량 1위를 차지하는 우리나라는, 동물약품으로 쓰이는 항생제 사용량 또한 맨 앞자리를 차지하고 있습니다. 의약분업으로 처방전이 있어야만 항생제를 구입할 수 있게 된 게 불과 얼마 전 일입니다. 그럼에도 의약품 항생제의 사용량은 여전히 줄어들지 않고 있습니다. 항생제를 쓰지 않아도 되는 질병임에도 항생제를 처방하여 오히려 병이 악화되는 경우도 종종 보고 되고 있으며, 사용량에 대한 체계적인 집계조차 없는 실정입니다. 축산 항생제는 과용을 넘어 남용의 수준입니다. 성장촉진을 위해서 혹은 전염병 예방을 위해서라는 명목으로 사용하는 축산용 항생제는 수의사 처방전 없이 농가 임의로 구입할 수 있기에 더 큰 문제가 되고 있습니다. 누구의 통제도 받지 않고 항생제를 사용할 수 있다는 것은 역으로 가축들에게 내성균과 항생제의 잔류량이 그만큼 많다는 뜻이기도 합니다. 과일과 채소 같은 농산물이나 양식용 수산물의 실태도 심각한 상황입니다. 이처럼 우리 먹거리는 이미 내성균에 심각하게 오염되어 있습니다. 내성균 문제에서는 그동안 이 부분이 간과되어 왔습니다. 의약품은 조심하거나 주의를 기울이면 사람이 스스로 조절할 수 있지만, 먹거리 산업에 쓰이는 항생제는 어디에 얼마나 쓰이는지 제대로 알려지지 않았습니다. 생존을 위해서 먹는 먹거리가 오히려 우리의 생존을 위협하는 부메랑이 되어 돌아온 것입니다. 가히 '환경의 역습'이라 할 만 합니다. 이미 내성균의 위협을 먼저 깨달은 EU 등에서는 항생제를 국가적으로 관리하고 통제하고 있으며 축산업을 비롯한 먹거리 산업에서도 항생제 사용을 엄격히 규제하고 있습니다. 아직까지 항생제 사용 실태조차 제대로 파악하지 못하는 우리의 상황과 대조되는 모습입니다.

지난 세기의 경제성장은 물질적 풍요를 가져다주었지만, 한편으로는 심각한 환경 위기도 함께 가져왔습니다. 먹거리 산업도 크게 다르지 않습니다. 농약과 비료를 이용한 화학농법은 생산량의 증대로 나타났지만, 땅과 물이 오염되었고 농업의 지속가능성 또한 의심받기에 이르렀습니다. 나아가 우리의 건강을 심각하게 위협하고 있습니다. 암과 같은 각종 질병이 좀처럼 줄어들 기미를 보이지 않으며, 아이와 부모가 함께 고통받는 아토피나 천식이 또한 그러합니다. 아토피나 천식을 일컬어 문명병이라 하는 것은 현대 문명에 대한 자성의 필요성을 보여준 증거입니다. 하지만 문명의 성찰은 여전히 부족하기만 합니다. 자연을 정복할 수 있다는 오만함은 내성균의 회피나 지혜로운 동거가 아니라 내성균 정복을 위한 또 다른 항생제의 출현을 기다리고 있을 뿐입니다. 이의 결과는 이제까지의 항생제와 내성균의 숨바꼭질의 역사가 증언하듯 또 다른 악순환을 낳을 뿐이라는 것은 이 책을 옮기는 동안 뼈저리게 절감할 수 있었습니다.

그동안 생활협동조합은 농민과 소비자가 연대하여 안전한 먹거리를 생산하고 나누는 일에 힘을 쏟아왔습니다. 안전한 먹거리에 대한 사회적 관심과 수요가 형성된 데에는 일찍부터 생협의 조합원들이 불편함을 감수하면서 생협의 운영에 참여하고 기꺼이 이용한 노고도 있을 것입니다. 생활의 요구를 스스로 조직하고 해결하는 생협의 방식은 항생제 내성균 문제에도 적용이 될 수 있을 것입니다. 이 책을 접하는 독자 한 사람 한 사람이 먼저 내성균의 위협을 깨닫고 생활에서 실천할 수 있기를 바랍니다. 공장형 축산을 거부하기 위해 육류 소비를 줄이고, 조금 불편하지만 내성균으로부터 안전한 먹거리를 찾는 노력이 그 첫 번째일 것입니다. 스스로 불편해지면서 조금씩 생활양식을 바꾸다 보면 자연스럽게 뜻을 같이하는 이웃과 만나게 될 것입니다. 아울러 이 문제가 사회적으로 환기되어 항생제 사용이 국가적으로 관리되고 사용 또한 최소한으로 절제되어 하루빨리 내성균의 공포로부터 벗어날 수 있었으면 합니다.

끝으로 이 책을 번역하는데 도움을 주고 함께 땀 흘린 이상철 님과 이호숙 님, 김은진 님, 박상표 님, 장흥배 기자에게 감사드리며, 책을 소개하고 꼼꼼하게 기획해주신 시금치 출판사에도 고마움을 전합니다.

2005년 5월

생활협동조합전국연합회

항생제 중독

ⓒ 2008 Japan Offspring Fund
개정판 1쇄 발행 2008년 6월 10일

지은이 고와카 준이치 외
엮은이 생활과 식품의 안전기금
옮긴이 생협전국연합회
편집 좌수일, 김은진, 장흥배, 이상철, 이호숙
펴낸이 송영민 펴낸곳 도서출판 시금치
등록일 2002. 8. 5. 등록번호 제 300-2002-164호
주소 서울 종로구 삼청동 147-16호 2F (우)110-230
전화 (02)725-9401 팩스 (02)725-9403

이메일 ed@greenpub.co.kr
웹사이트 http://www.greenpub.co.kr
ISBN 978-89-92371-06-3 03590
가격 1만 2천 원

이 도서의 국립중앙도서관 출판시도서목록(CIP)은
e-CIP홈페이지(http://www.nl.go.kr/cip.php)에서 이용하실 수 있습니다.

* 잘못 만들어진 책은 구입하신 서점에서 바꾸어 드립니다.